应考宝典

方剂学速记

（第2版）

主编 陈德兴 文小平

编委 都广礼 马福良

王雨秾 陈少丽

上海科学技术出版社

U0188200

图书在版编目（CIP）数据

方剂学速记/陈德兴,文小平主编.—2版.—上海：
上海科学技术出版社,2012.11(2025.1重印)
（应考宝典）
ISBN 978 - 7 - 5478 - 1461 - 1

Ⅰ.①方… Ⅱ.①陈… ②文… Ⅲ.①方剂学 - 医学院
校 - 自学参考资料 Ⅳ.①R289

中国版本图书馆 CIP 数据核字（2012）第 220201 号

方剂学速记(第 2 版)
主 编 陈德兴 文小平

上海世纪出版(集团)有限公司 出版、发行
上 海 科 学 技 术 出 版 社
（上海市闵行区号景路 159 弄 A 座 9F - 10F）
邮政编码 201101   www.sstp.cn
常熟市兴达印刷有限公司印刷
开本 889×1194 1/64 印张 3.875
字数 120 千
2009 年 3 月第 1 版
2012 年 11 月第 2 版 2025 年 1 月第 14 次印刷
ISBN 978 - 7 - 5478 - 1461 - 1/R·477
定价：12.00 元

前 言

方剂学是研究治法与方剂的配伍规律及临床运用的一门学科,是学习中医学的基础课程之一。与中医院校各个本科专业有着广泛而密切的联系,是中医药学不可缺少的核心课程。通过方剂学的学习,使学生掌握常用方剂的组成、用法、主治、配伍意义及其加减运用,引导学生掌握组方原理和配伍规律,培养学生具有分析、运用方剂和临床组方的能力,并为学习中医临床课程奠定基础。

为了便于各层次的学生掌握方剂学的基本理论、基本知识和基本技能,并能较好地运用于临床,本书按照方剂学本科教学大纲和执业中医师、中药师考试的要求编撰而成。全书分上篇总论和下篇各论,每一章节分重点直达、释难解疑、方剂歌诀记忆小站、思考题四部分来叙述。【重点直达】直叙方剂学本科教学大纲所要求的每一章节掌握与熟悉的内容，突出该章节必须掌握的重点内容。【释难解疑】则针对各章节理解有难度的内容进行深入浅出的阐述。【方剂歌诀记忆小站】根据方剂学科的特殊性，要求在理解的基础上，背诵和熟记一定数量的有代表性的方剂，以教学大纲为基础，本书下篇收录方剂歌诀一类方 100 首，要求背诵方歌的二类方 40 首。并介绍谐音记忆、趣味记忆、简易记忆 53 首，鉴于谐音记忆、趣味记忆法易将药名混淆，此类记忆法仅供参考。【思考题】各章思考题结合历年来各类中医、药学考试的不同问答题型和内容，提出了复习思路，并作解题示范以供复习之用。思考题以各章内容为主，同时涉及其他章节相关内容，便于融会贯通、举一反三、启迪思路。

　　本书为"应考宝典"丛书之一分册，目的在于提高考生的方剂理论水平和应试能力。可供中医院校的本科生、函授生、专科生、研究生及自学考试者学习和复习、迎考之用；也可供从事中医药工作的各类相关人员如执业中医师、执业中药师等，以及研究生入学考试及教师教学等不同层次的读者参考使用。

编者

2012 年 10 月

目 ○ 录

上篇　总论

第一章　方剂学发展简史 …………………………………… 1

　　【重点直达】 …………………………………………… 1

　　【释难解疑】 …………………………………………… 3

第二章　方剂与治法 ………………………………………… 6

　　【重点直达】 …………………………………………… 6

　　【释难解疑】 …………………………………………… 9

第三章　方剂的配伍与组成 …………………………… 11

　　【重点直达】 ………………………………………… 11

　　【释难解疑】 ………………………………………… 14

第四章　煎药法与服药法 ……………………………… 17

　　【重点直达】 ………………………………………… 17

下篇 各论

第一章　解表剂…………………… 20

　　【重点直达】…………………… 20

　　【释难解疑】…………………… 24

　　【方剂歌诀记忆小站】………… 31

　　【思考题】……………………… 33

第二章　泻下剂…………………… 37

　　【重点直达】…………………… 37

　　【释难解疑】…………………… 40

　　【方剂歌诀记忆小站】………… 47

　　【思考题】……………………… 48

第三章　和解剂…………………… 51

　　【重点直达】…………………… 51

　　【释难解疑】…………………… 53

　　【方剂歌诀记忆小站】………… 57

　　【思考题】……………………… 58

第四章　清热剂…………………… 62

　　【重点直达】…………………… 62

　　【释难解疑】…………………… 67

　　【方剂歌诀记忆小站】·············· 79

　　【思考题】·············· 82

第五章　祛暑剂·············· 87

　　【重点直达】·············· 87

　　【释难解疑】·············· 88

　　【方剂歌诀记忆小站】·············· 89

　　【思考题】·············· 90

第六章　温里剂·············· 92

　　【重点直达】·············· 92

　　【释难解疑】·············· 95

　　【方剂歌诀记忆小站】·············· 99

　　【思考题】·············· 100

第七章　补益剂·············· 103

　　【重点直达】·············· 103

　　【释难解疑】·············· 108

　　【方剂歌诀记忆小站】·············· 118

　　【思考题】·············· 121

第八章　固涩剂·············· 127

　　【重点直达】·············· 127

　　【释难解疑】·············· 130

　　【方剂歌诀记忆小站】·············· 134

　　【思考题】·············· 135

第九章　安神剂 •••••••••••••••••• 137

　　【重点直达】 •••••••••••••••••• 137

　　【释难解疑】 •••••••••••••••••• 139

　　【方剂歌诀记忆小站】 •••••••••••••••••• 140

　　【思考题】 •••••••••••••••••• 141

第十章　开窍剂 •••••••••••••••••• 143

　　【重点直达】 •••••••••••••••••• 143

　　【释难解疑】 •••••••••••••••••• 145

　　【方剂歌诀记忆小站】 •••••••••••••••••• 147

　　【思考题】 •••••••••••••••••• 148

第十一章　理气剂 •••••••••••••••••• 150

　　【重点直达】 •••••••••••••••••• 150

　　【释难解疑】 •••••••••••••••••• 153

　　【方剂歌诀记忆小站】 •••••••••••••••••• 158

　　【思考题】 •••••••••••••••••• 160

第十二章　理血剂 •••••••••••••••••• 163

　　【重点直达】 •••••••••••••••••• 163

　　【释难解疑】 •••••••••••••••••• 167

　　【方剂歌诀记忆小站】 •••••••••••••••••• 174

　　【思考题】 •••••••••••••••••• 177

第十三章　治风剂 •••••••••••••••••• 180

　　【重点直达】 •••••••••••••••••• 180

【释难解疑】 …………………………… 183

【方剂歌诀记忆小站】 ………………… 188

【思考题】 ……………………………… 190

第十四章　治燥剂 …………………… 192

【重点直达】 …………………………… 192

【释难解疑】 …………………………… 195

【方剂歌诀记忆小站】 ………………… 197

【思考题】 ……………………………… 199

第十五章　祛湿剂 …………………… 201

【重点直达】 …………………………… 201

【释难解疑】 …………………………… 206

【方剂歌诀记忆小站】 ………………… 213

【思考题】 ……………………………… 216

第十六章　祛痰剂 …………………… 221

【重点直达】 …………………………… 221

【释难解疑】 …………………………… 224

【方剂歌诀记忆小站】 ………………… 226

【思考题】 ……………………………… 228

第十七章　消食剂 …………………… 231

【重点直达】 …………………………… 231

【释难解疑】 …………………………… 233

【方剂歌诀记忆小站】 ………………… 234

【思考题】 …………………………………… 235

第十八章　驱虫剂 ………………………… 236

【重点直达】 …………………………………… 236

【释难解疑】 …………………………………… 236

【方剂歌诀记忆小站】 ………………………… 237

【思考题】 …………………………………… 237

上篇　总论
第一章 ○ 方剂学发展简史

【重点直达】

　　熟悉在方剂学发展各历史阶段具有代表性意义的部分方书。

书　名	成书的时代	作　者	主要价值
《五十二病方》	战国晚期	1973 年在湖南长沙马王堆3号汉墓出土	我国现存最早的方书
《黄帝内经》	春秋战国时期		记载了 13 首方剂,总结了有关治则、治法、君臣佐使组方理论

书　名	成书的时代	作　者	主要价值
《伤寒杂病论》	汉末	张仲景	融理、法、方、药于一体，誉为"方书之祖"
《肘后备急方》	东晋	葛洪	有简、便、廉、效的特点
《备急千金要方》《千金翼方》	唐代	孙思邈	载方 5 300 余首载方 2 200 余首
《外台秘要》	唐代	王焘	收方 6 800 余首，整理并保存了一大批唐代及唐以前的医方
《太平惠民和剂局方》	北宋	陈师文等	我国历史上第一部由政府组织编制的成药药典，载方 788 首
《小儿药证直诀》	宋代	钱乙	儿科方书
《伤寒明理药方论》	金（1156年）	成无己	首次系统阐述《伤寒论》20 首方剂的组方原理，开后世方论之先河
《普济方》	明代	朱橚	载方 61 739 首，是我国古代现存规模最大的方剂大全

书　名	成书的时代	作　者	主要价值
《医方考》	明代	吴昆	凡 6 卷，选辑方剂 700 余首。为第一部方论专著
《医方集解》	清代（1682年）	汪昂	载方 300 余首。首开综合分类方剂新的先例
《医宗金鉴·删补名医方论》	清代	吴谦等	重要的方论专著
《中医方剂大辞典》	1993 年	南京中医药大学主编	全书 11 册，收方 96 592 首，汇集古今方剂学研究成果

【释难解疑】

1.《五十二病方》在方剂发展史上的地位如何？

答：1973 年在湖南长沙马王堆 3 号汉墓出土的《五十二病方》，是现存最古老的方书。全书共有医方 283 个，药方的用法，既有内服，也有外用。内服有丸、汤、饮、散等剂型，但除丸剂之外，只有制备方法，而无剂型名称；外用有敷、浴、蒸、熨等。此外，还有炮制和用量方面的若干要求和规定。该帛书的出土，也说明迟至战国晚期,方剂在临床的运用就已初具规模。

2. 《黄帝内经》对方剂学基本理论的形成与发展有何贡献?

答:《黄帝内经》对方剂学基本理论的形成与发展贡献在于:其一是较全面而系统地总结了"谨察阴阳,以平为期","治病必求于本","治求其属"以及整体治疗、标本缓急、三因制宜等有关治则的理论。书中总结的治法内容为后世立法组方的理论奠定了基础;其二提出了"君、臣、佐、使"的组方理论,从而初步奠定了方剂学的理论基础;并对君药、臣药、佐使药的含义作了概括性的界定,提出:"主病之谓君,佐君之谓臣,应臣之为使。"其三是记载了一批行之有效的方剂,其中有生铁落饮、四乌鰂骨一藘茹丸、半夏秫米汤等13首方剂,方剂数目虽少,但剂型并不单一,所用药物的炮制、制剂、用法、给药途径也有特色。

3. 张仲景《伤寒杂病论》为何被后世尊为"方书之祖"?

答:张仲景"勤求古训,博采众方",并以《内经》理论为基础,完成了当时最高水平的临床巨著《伤寒杂病论》。经晋代王叔和及宋代林亿等先后整理编辑为《伤寒论》和《金匮要略》。传世的《伤寒论》载方113首,《金匮要略》载方245首,不计两书并见的重复方,计有323

首方剂。这些方剂,大多有理有法、组方谨严、选药精当、经久不衰,至今常用。故《伤寒杂病论》被后世推崇为"方书之祖"。

第二章 ◎ 方剂与治法

【重点直达】

1. 掌握治法与方剂的关系。

治法,是在辨清证候,审明病因、病机之后,有针对性地采取的治疗法则。方剂是中医临床治疗疾病的重要手段,是在辨证、立法的基础上选药配伍而成的。治法是指导遣药组方的原则,方剂是体现和完成治法的主要手段。"方从法出,法随证立",方与法二者之间的关系,是相互为用,密不可分的。"以法组方"、"以法遣方"、"以法类方"、"以法释方"这四个方面,就构成了中医学历来所强调的"以法统方"的全部内容。

2. 熟悉常用治法(八法)的基本内容(含义、适用范围、常用分类、使用注意等)。

	含 义	适用范围	常用分类	使用注意
汗法	通过开泄腠理、调畅营卫、宣发肺气等作用,使在表的外感六淫之邪随汗而解的一类治法	外感表证、麻疹初起、水肿腰以上肿甚、疮疡初起、疟疾、痢疾而有表证者	辛温、辛凉等	凡淋家、疮家、亡血家和剧烈吐下之后均禁用汗法。应注意避风保暖,尤忌汗出当风,以防重感风寒而加重病情
吐法	通过涌吐,使停留在咽喉、胸膈、胃脘的痰涎、宿食或毒物从口中吐出的一类治法	中风痰壅,宿食壅阻胃脘,毒物尚在胃中,痰涎壅盛之癫狂、喉痹,以及干霍乱吐泻不得等,属于实证者	峻吐、缓吐等	吐法易伤胃气,故体虚气弱、妇人新产、孕妇等均应慎用。吐后,要注意调理胃气,糜粥自养,禁油腻、炙煿等不易消化之品
下法	通过泻下、荡涤、攻逐等作用,使停留于胃肠的宿食、燥屎、冷积、瘀血、结痰、停水等从下窍而出,以祛邪除病的一类治法	邪在肠胃而致大便不通、燥屎内结,或热结旁流,以及停痰留饮、瘀血积水等形证俱实之证	寒下、温下、润下、逐水、攻补兼施	以邪去为度,不宜过量,以防正气受伤。当患者大便已通,或痰、瘀、积水等邪已去,即可停用下法

	含　义	适用范围	常用分类	使用注意
和法	通过和解或调和的方法,使半表半里之邪,或脏腑、阴阳、表里失和之证得以解除的一类治法	邪犯少阳、肝脾不和、肠寒胃热、气血营卫失和等证	和解少阳、透达膜原、调和肝脾、疏肝和胃、分消上下、调和肠胃等	若邪已入里,已非和法之例。若病在表,未入少阳,误用和法,则变证迭生
清法	通过清热、泻火、解毒、凉血等作用,以清除里热之邪的一类治法	里热证、火证、热毒证以及虚热证等里热病证	清气分热、清营凉血、清热解毒、清脏腑热、清热养阴等	辨明寒热真假。若阴虚者,又当与滋阴并用,不可纯用苦寒直折之法,否则热必不除
温法	通过温里祛寒的作用,以治疗里寒证的一类治法	寒邪直中脏腑,或阳虚内寒;寒凝经脉;及阳衰阴盛证	温中祛寒、温经散寒、回阳救逆等	辨别寒热真假,以免对真热假寒之证妄用温法,导致病势逆变

	含　义	适用范围	常用分类	使用注意
消法	通过消食导滞、行气活血、化痰利水、驱虫等方法，使气、血、痰、食、水、虫等渐积形成的有形之邪渐消缓散的一类治法	饮食停滞、气滞血瘀、癥瘕积聚、水湿内停、痰饮不化、疳积虫积以及疮疡痈肿等病证	消食化滞、消痞化积等	有泻下或导滞功能的消导类药物，一般只作暂用，不可久服。一旦患者食消滞化，脾气得运，即应停药
补法	通过补益人体气血阴阳，以主治各种虚弱证候的一类治法	气虚、血虚、阴虚、阳虚等虚证，或脏腑之间的失调	补气、补血、补阴、补阳等	虚证有气、血、阴、阳之别，运用补法应明确辨证

【释难解疑】

1. 简述方剂与治法的关系。

答：方剂与治法，是中医理、法、方、药的重要组成部分。方剂是中医临床治疗疾病的重要手段，是在辨证、立法的基础上选药配伍而成的；治法是在辨清证候，审明病因、病机之后，有针对性地采取的治疗法则。治法是针对病机产生,而方剂必须相应地体现治法。治法是指导遣药组方的原则,方剂是体现和完成治法的主要手段。方与法二者之间的关系,是相互为用,密不可分的。

2. 消法与下法同治有形实邪,两者临床应用有何不同?

答:消法与下法虽同治有形实邪,但在适应病证上有所不同。下法是通过泻下、荡涤、攻逐等作用,使停留于胃肠的宿食、燥屎、冷积、瘀血、结痰、停水等从下窍而出,以祛邪除病的一类治法。适用于邪在肠胃而致大便不通、燥屎内结,或热结旁流,以及停痰留饮、瘀血积水等形证俱实之证,大抵病势急迫,邪在肠胃,必须速除,且可从下窍而出者。消法是通过消食导滞、行气活血、化痰利水、驱虫等方法,使气、血、痰、食、水、虫等在脏腑、经络、肌肉之间的有形之积渐消缓散的一类治法。适用于饮食停滞、气滞血瘀、癥瘕积聚、水湿内停、痰饮不化、疳积虫积以及疮疡痈肿等病证。大多病势较缓,渐积形成,且多虚实夹杂,难以迅即消除,必须渐消缓散者。

第三章 ◎ 方剂的配伍与组成

【重点直达】

1. 掌握组方的基本结构与方剂组成变化的基本形式。

方剂组成的基本结构——君臣佐使。

君药:即针对主病或主证起主要治疗作用的药物。

臣药:有两种意义。①辅助君药加强治疗主病或主证作用的药物;②针对重要的兼病或兼证起主要治疗作用的药物。

佐药:有三种意义。①佐助药,即配合君、臣药以加强治疗作用,或直接治疗次要兼证的药物;②佐制药,即用以消除或减弱君、臣药的毒性,或能制约君、臣药峻烈之性的药物;③反佐药,即病重邪甚,可能拒药时,配用与君药性味相反而又能在治疗中起相成作用的药物,以防止药病格拒。

使药:有两种意义。①引经药,即能引领方中诸药至特定病所的药物;②调和药,即具有调和方中诸药作用的药物。

举例说明:

$$
\text{麻黄汤}
\begin{cases}
\text{君药——麻黄:辛温,发汗解表以散风寒;宣发肺气以平喘逆。} \\
\text{臣药——桂枝:辛甘温,解肌发表,助麻黄发汗散寒;温通经脉,解头身之疼痛。} \\
\text{佐药——杏仁:苦平,降肺气助麻黄平喘(佐助药)。} \\
\text{使药——炙甘草:甘温,调和诸药。}
\end{cases}
$$

2. 方剂组成变化的三种基本形式(药味加减、药量增减、剂型更换)及其与功能、主治的关系。

①药味加减的变化:是指在主病、主证、基本病机以及君药不变的前提下,改变方中的次要药物,以适应变化了的病情需要,即"随证加减"。②药量增减的变化:药物的用量直接决定药力的大小,药量的增加或减少,可以是单纯药力的改变;也可以随着方剂中用量比例的变化,从而组成配伍关系的改变而功用、主治证候也发生改变。③剂型更换的变化:由于剂型不同,在作用上也有区别。如丸剂改为汤剂内服,则作用快而力峻,适用于证情较急重者;反之,若证情较轻或缓者,则

可以改汤剂为丸剂,取丸剂作用慢而力缓,这种以汤剂易为丸剂,在方剂运用中极为普遍。此外,由于剂型的选择常决定于病情的需要和药物的特点,所以剂型更换的变化,有时也能改变方剂的功效和主治。

上述药味、药量、剂型等的变化形式,可以单独应用,也可以相互结合使用,有时很难截然分开。但通过这些变化,能充分体现出方剂在临床中的具体运用特点,只有掌握这些特点,才能制裁随心,以应万变之病情,从而达到预期的治疗目的。

3. 熟悉方剂配伍的目的。

方剂配伍的目的,不外增效、减毒两个方面。一般可以起到下述作用:

(1) 增强药力:功用相近的药物配伍,能增强治疗作用。

(2) 产生协同作用:药物之间在某些方面具有一定的协同作用,常相互需求而增强某种 疗效。

(3) 控制多功用单味中药的发挥方向:如桂枝具有解表散寒、调和营卫、温经止痛、温经活血、温阳化气、平冲降逆等多种功用,但其具体的功用发挥方向往往受复方中包括配伍环境在内的诸多因素所控制。

(4) 扩大治疗范围,适应复杂病情:在临床上通过随证配伍,可以使基础方剂不断扩大治疗范围。

（5）控制药物的毒副作用：通过配伍控制毒副作用，主要反映在两个方面。一是"七情"中"相杀"和"相畏"关系的运用，即一种药物能减轻另一种药物的毒副作用；二是多味功用相近药物同时配伍的运用，这种方式既可利用相近功用药物的协同作用，又能有效减轻毒副作用的发生。

【释难解疑】

1. 方剂配伍最根本的目的是什么？

答：从总体而言，方剂配伍目的不外增效、减毒两个方面。如何充分发挥药物对治疗疾病有"利"的一面，同时又能控制、减少消除药物对人体有"弊"的一面，这就是方剂学在运用配伍手段时最根本的目的。

2. 药物配伍如何控制多功用单味中药功用的发挥方向？

答：通过药物配伍，可以控制多功用单味中药的发挥方向，这是在方剂配伍中十分重要的一个方面。如单味中药桂枝具有解表散寒、调和营卫、温经止痛、温经活血、温阳化气、平冲降逆等多种功用，但其具体的功用发挥方向往往受复方中包括配伍环境在内的诸多因素所控制。在发汗解表方面，多和麻黄相配；温经止痛方面，往往和细辛相配；调和营卫、阴阳方面，又须与芍药相配；平冲降逆功用，则多与茯苓、甘草相配；温经活血功用,常与丹皮、赤芍相配;温阳化气功用,常须与茯苓、白术相配。由此可见,通过配伍,可以控制药物功用的发挥方向。

3. 如何通过药物配伍控制中药的毒副作用?

答:通过药物配伍,可以控制毒副作用,主要反映在两个方面。一是"七情"中"相杀"和"相畏"关系的运用,即一种药物能减轻另一种药物的毒副作用,如生姜能减轻和消除半夏的毒性,砂仁能减轻熟地滋腻碍脾的副作用等;二是多味功用相近药物同时配伍的运用,这种方式既可利用相近功用药物的协同作用,又能有效减轻毒副作用的发生。这是因为功用相近的多味药物同用,可以减少单味药物的用量,而多味药物之间,其副作用的发挥方向往往不尽一致。这就可以在保障治疗效果的基础上最大限度地控制和减轻毒副作用。如十枣汤中的甘遂、芫花、大戟三味药各等分为末,枣汤调服。其三味药合用总量相当于单味药的常用量。这样的配伍方法具有缓和或减轻毒副作用的效果。

4. 每一方剂组成的基本结构是否必须具备"君、臣、佐、使"?

答:每一方剂中,君药是必备的,臣、佐、使是否齐备,全视病情与治法的需要,并与所选药物的功用、药性密切相关。如病情比较单纯,用一二味药即可奏效,或君、臣药无毒烈之性，便不须加用佐药。主病药物能至病所，则不必再加引经的使药。在组方体例上，君药宜少，一般只用一至二味，不宜过多，多则药力分散，而且互相牵制，影响疗效。臣药可多于君药，佐药常常多于臣药，而使药则一二味足矣。

5. 举例说明方剂组成变化的基本形式。

答：方剂的组成变化主要有以下三种形式：①药味加减的变化，如桂枝加厚朴杏子汤是在桂枝汤基础上加能下气除满的厚朴和降逆平喘的杏仁组成。②药量增减的变化，其一是药量增减改变功用和主治，如小承气汤与厚朴三物汤，两方均由大黄、厚朴、枳实三味组成，但小承气汤重用大黄，主治阳明腑实热结证；厚朴三物汤加重枳实、厚朴用量，主治气滞便秘。其二药量增减，配伍关系基本不变，仅改变功用强弱，如四逆汤与通脉四逆汤，两方均由附子、干姜、炙甘草三味组成。通脉四逆汤中干姜、附子用量比较大，回阳逐阴、通脉救逆功用较四逆汤强，主治阴寒极盛格阳于外之证。③剂型更换的变化，如理中丸是治疗脾胃虚寒的方剂，若证情较急重时，可改为汤剂内服，作用快而力峻；若证情较轻或缓时，改为丸剂内服，作用慢而力缓。

第四章 ◇ 煎药法与服药法

【重点直达】

1. 掌握汤剂的煎法。

煎煮汤剂的用具、用水、火候以及先煎、后下等基本知识。

汤剂是临床最常用的剂型,根据药物性质及病情的差异,应采取不同的煎药方法。

煎药用具:一般以瓦罐、砂锅为好,搪瓷器具或铝制品亦可,忌用铁器、铜器。煎具的容量宜大些,以利于药物的翻动,并可避免外溢损耗药液。同时应加盖,以防水分蒸发过快,使药物的有效成分释放不全。

煎药用水:用洁净的冷水,如自来水、井水、蒸馏水均可。用水量可视药量、药物质地及煎药时间而定,一般以漫过药面 3~5cm 为宜。目前,每剂药多煎煮 2 次,有的煎煮 3 次,第一煎水量可适当多些,第二、三煎则可略少。每次煎得量 100～150ml 即可。

煎药火候:味轻气薄之剂一般宜武火急煎,味厚质重之剂一般宜文火久煎。通常方剂 ,可先武后文。一般先用武火,沸腾后即用文火。

煎药方法:煎药前,先将药物浸泡 20～30min 之后再煎煮,其有效成分则易于煎出。对某些要求特殊煎法的药物,应在处方中加以注明。

(1) 先煎:介壳与矿物类药物,因质地坚实,药力难于煎出,应打碎先煎,煮沸后 20 分钟左右,再下其他药。某些质地较轻而又用量较多以及泥沙多的药物〈如灶心土、糯稻根等〉,亦可先煎取汁,然后以其药汁代水煎药。

(2) 后下:气味芳香的药物,以其挥发油取效的,只煎 5 分钟左右即可。对所有后下药物,都应先进行浸泡再煎。

(3) 包煎:某些煎后药液混浊,或对咽喉有刺激作用以及易于粘锅的药物,如赤石脂、旋覆花、车前子等,要用纱布包好,再放入锅内与其他药同煮。

2. 熟悉服药时间及服药方法。

服药时间、服药方法是否恰当,对疗效亦有一定的影响。

(1) 服药时间:结合病变部位及方药作用特点,选择适宜的时间,以充分发挥方剂功效。病在上焦,或对胃肠有刺激的药物,宜先进食后服药;病在下焦当先服药而后进食;补益药与泻下药,宜空腹服;安神药宜睡前临卧服;急性重病,不拘时服;慢性病,应按时服;治疟药,宜在发作前2h服;个别方剂有特殊服法,如十枣汤在平旦时服;鸡鸣散在天明前空腹冷服等。

(2)服用方法:服药次数,汤剂一般一日1剂,1剂分2~3次服用,也有根据病情需要,一次顿服或一日数剂者。药液凉温也要注意,如热证用寒药可热服,寒证用热药可凉服,发汗解表剂应趁热服,并加衣盖被以助取汗。对于作用峻烈及有毒之品宜从小剂量开始,逐渐加量,取效即止,切不可过量或久服。服药呕吐者,宜与姜汁同服;亦可采取冷服、小量频服等方法。服药时一般忌食生冷油腻之品。

下篇 各论
第一章 ○ 解表剂

【重点直达】

1. 熟悉解表剂的概念、适应范围、分类及应用注意事项。

(1) 概念:凡以解表药为主组成,具有发汗、解肌、透疹等作用,可以治疗表证的方剂,称为解表剂。立法依据:"其在皮者,汗而发之","因其轻而扬之"(《素问·阴阳应象大论》)。

(2) 适应范围:

1)表证——恶寒,发热,头痛,身痛,苔白或黄,脉浮。

2)麻疹、疮疡、水肿、痢疾等初起有表证者。

(3) 分类:

1)辛温解表——风寒表证(表寒证)。

2)辛凉解表——风热表证(表热证)。

3)扶正解表——正虚兼外感证(虚人外感)。

（4）注意事项：

1)解表剂多用辛散轻扬之品,故不宜久煎,以免药性耗散,作用减弱。

2)药后温覆,避免风寒,宜增衣被,以助汗出。无汗时,可食热粥或热开水以助药力。

3)药后汗出以遍身微汗为最佳。

4)服解表药期间,应注意禁食生冷、油腻之品。

5)若表邪未尽,而又见里证者一般应先解表,后治里;表里并重者,则当表里双解。若外邪已经入里,或麻疹已透,或疮疡已溃,或虚证水肿,均不宜使用。

2. 掌握麻黄汤、桂枝汤、九味羌活汤、小青龙汤、止嗽散、银翘散、桑菊饮、麻黄杏仁甘草石膏汤、败毒散、麻黄附子细辛汤。

（1）辛温解表剂表：

方　名	功效特点	主治应用
麻黄汤 《伤寒论》	发汗解表,宣肺平喘,辛温发汗之峻剂	外感风寒表实证。恶寒发热,无汗而喘,脉浮紧
桂枝汤 《伤寒论》	解肌发表,调和营卫,辛温解表之和剂	外感风寒,表虚证。恶风,发热、汗出,脉浮缓

方　名	功效特点	主治应用
九味羌活汤 张元素方,录自 《此事难知》	发汗祛湿,兼清里热, 四时感冒之通剂	外感风寒湿邪,内有蕴热证
小青龙汤 《伤寒论》	麻、桂与姜、辛、味合 用,外散风寒,内化寒 饮	外感风寒,寒饮内停的外寒 内饮证
止嗽散 《医学心悟》	温润和平,宣肺利气, 疏风止咳	风邪犯肺,咳嗽咽痒,微恶 风发热,苔薄白

（2）辛凉解表剂表：

方　名	功效特点	主治病证
银翘散 《温病条辨》	辛凉透表,清热解毒。 辛凉平剂	温病初起,表热重证。
桑菊饮 《温病条辨》	疏风清热,宣肺止咳。 辛凉轻剂	风温初起,表热轻证,以咳 嗽为主症者
麻杏石甘汤 《伤寒论》	辛凉疏表,清肺平喘	外邪入里化热,邪热壅肺证

（3）扶正解表剂表：

方　名	功效特点	主治病证
败毒散 《和剂局方》	散寒祛湿，益气解表	气虚，外感风寒湿表证
麻黄细辛附子汤 《伤寒论》	助阳解表	①素体阳虚，复感受寒邪证。②暴哑

3. 熟悉方剂表：香苏散、正柴胡饮、柴葛解肌汤、参苏饮。

方　名	功效特点	主治病证
香苏散 《和剂局方》	疏风散寒，理气和中	外感风寒，内兼气滞证
正柴胡饮 《景岳全书》	解表散寒	外感风寒轻证。微恶风寒，发热，无汗，头痛身痛，舌苔薄白，脉浮
柴葛解肌汤 《伤寒六书》	发汗解肌，清泄里热	外感风寒，郁而化热证
参苏饮 《和剂局方》	益气解表，理肺化痰	气虚外感风寒，内有痰湿证

【释难解疑】

1. 为什么称麻黄汤为发汗之峻剂？

答：麻黄汤中麻黄善辛温发汗，祛在表之风寒；宣肺平喘，开闭郁之肺气，故本方用以为君药。用透营达卫的桂枝，解肌发表，温通经脉，既助麻黄解表，使发汗之力倍增，又畅行营阴，使疼痛之症得解。二药君臣相配，相须为用，使发汗作用大增，故被称为发汗峻剂。

2. 麻黄汤的配伍特点是什么？

答：麻黄汤配伍特点有二：一为麻、桂相须，发卫气之闭以开腠理，透营分之郁以畅营阴，则发汗解表之功益彰；二为麻、杏相使，宣降相因，则宣肺平喘之效甚著。

3. 桂枝汤中桂枝与芍药配伍等量合用有什么意义？

答：桂枝和芍药配伍等量合用，用意有三：一为针对卫强营弱，体现营卫同治，邪正兼顾；二为相辅相成，桂枝得芍药，使汗而有源，芍药得桂枝，则滋而能化；三为相制相成，散中有收，汗中寓补。桂枝配伍芍药，既解肌发表，又敛阴和营，"外证得之，为解肌和营卫；内证得之，为化气和阴阳"（《金匮要略论注》）。两药等量相伍为本方外可解肌发表，内调营卫、阴阳的基本结构。

4. 外感伤寒表虚证已有汗出，为什么还要用桂枝汤发汗？

答:外感风寒表虚证之汗出,是由风寒外袭,肌表疏松,卫外失固,营阴失守,津液外泄的自汗所致,所以,外邪不去,营卫不和则汗出不能止,桂枝汤虽曰"发汗",实属解肌发表与调和营卫双重功效,俾外邪去而肌表固密,营卫和则津不外泄。故如法服用桂枝汤,于遍身微汗之后,则原证之"汗出恶风"自止。为了区别两种汗出的不同性质,近代医家曹颖甫称外感风寒表虚证之汗出为"病汗",谓服桂枝汤后之汗为"药汗",并鉴别指出:"病汗常带凉意,药汗则带热意,病汗虽久,不足以去病,药汗瞬时,而功乃大著,此其分也。"

5. 九味羌活汤配伍特色是什么?

答:九味羌活汤的配伍特色有二:一是辛温升散药与寒凉清热药配伍并用。"以升散诸药而臣以寒凉,则升者不峻;以寒凉之药而君以升散,则寒者不滞"(《顾松园医镜》);二是体现了分经论治的基本结构,"邪在太阳者治以羌活,邪在阳明者治以白芷,邪在少阳者治以黄芩,邪在太阴者治以苍术,邪在少阴者治以细辛,邪在厥阴者治以川芎,而防风者,又诸药之卒徒也,用生地所以去血中之热,而甘草者,又所以和诸药而除气中之热也。"(《医方考》)药备六经,通治四时,用者当随证加减,不可执一。

6. 辛温发散的九味羌活汤为什么配伍生地、黄芩?

答：九味羌活汤所治证由外感风寒湿邪,兼内有蕴热所致。症见恶寒发热,无汗,头痛项强,肢体酸楚疼痛,口苦微渴,舌苔白或微黄,脉浮。配伍生地、黄芩是为了清泄里热,并防诸辛温燥烈之品伤津。

7. 香苏散中为何以紫苏叶为君药?

答：香苏散主治外感风寒,内兼气滞之证。方中苏叶辛温,归肺、脾二经,发表散寒,理气宽中,一药而兼两用,切中病机,与香附相配,疏散风寒,理气畅中,故为君药。

8. 小青龙汤主治外寒内饮的咳喘痰多,何以配伍酸敛的五味子、芍药?

答：小青龙汤主治外感风寒,寒饮内停之证。患者素有痰饮,脾肺本虚,若纯用辛温发散,恐耗伤肺气,故佐以五味子敛肺止咳、芍药和营养血,二药与辛散之品相配,一散一收,既可增强止咳平喘之功,又可制约诸药辛散温燥太过之弊。共达散不伤正,收不留邪之效。

9. 为什么止嗽散的用药具有温而不燥、润而不腻的特点?

答：程钟龄对本方组方用药的理论依据是肺为娇脏,不耐寒热。根据肺脏的这一重要生理特性,其用药强调“温润和平,不寒不热”的特点。方中以紫菀、百部为君,温而不热,润而不腻,皆可止咳化痰,对于新久咳嗽都能使用。桔梗、白前一宣一降,以复肺气之宣降,增强君药止咳化痰之力。荆芥疏风解表,以祛在表之余邪;陈皮理气化痰。甘草调和诸药,合桔梗又有利咽止咳之功。药虽七味,量极轻微,具有温而不燥、润而不腻、散寒不助热、解表不伤正的特点。

10. 正柴胡饮为什么是张景岳平散法的代表方?

答:正柴胡饮以柴胡与芍药相配,佐以防风、生姜、陈皮,构成透邪和营之剂。全方药性平和,是用于气血不虚而外感风寒轻证之常用方,故张景岳认为"凡外感风寒,发热恶寒,头痛身痛,疟疾初起等证,凡血气平和,宜从平散者,此方主之。"

11. 辛凉解表的银翘散,为何重用清热解毒的银花、连翘为君药?

答:银翘散中重用的银花、连翘除功能清热解毒之外,二药为清香之品,质地轻扬,能透邪外出;轻清解表和早期应用清热解毒药,是兼顾了温热病邪易蕴结成毒的特点,温热之邪多挟秽浊不正之气,银花、连翘又具芳香辟秽功效。故吴氏重用银花、连翘各一两为君药,并以之为方名,体现了以清解为主的制方旨意。

12. 银翘散治疗温病初起,方中为何伍用辛温的荆芥、豆豉?

答:银翘散是治疗温病初起的辛凉解表剂,方中用大队清热解毒、辛凉解表药配以少量辛温解表的荆芥穗、淡豆豉，温而不燥，助君药开皮毛以助祛邪，是去性取用之法，既利于透表散邪，又不悖辛凉之旨。

13. 银翘散的配伍特点是什么？

答：银翘散的配伍特点有二：①凉温并用。辛凉之中少佐辛温之品，既有利于透邪外出，又不违辛凉之旨。②清疏兼顾。疏散外邪与清热解毒同用，既外散风热，透邪解表，又兼内清热毒，芳香辟秽。

14. 银翘散的煎服方法有何特点？

答：银翘散的辛凉透表与清热解毒功用的成功发挥，还与其煎服方法有关，原书银翘散的煎服方法中强调："香气大出，即取服，勿过煮，肺药取轻清，过煮则味厚入中焦矣。"明示银翘散不宜久煎。煎煮若久，银翘散轻清宣透，芳香辟秽的成分挥发散失，就难以达到辛凉透表的目的。"勿过煮，药取轻清"是解表汤剂煎煮法的共性。

15. 为什么《温病条辨》称桑菊饮为辛凉轻剂？

答：桑菊饮所治之证风热较轻，以邪在肺络为病变中心，临床以咳嗽为主证。治疗选药上，其解表之力逊于银翘散，仅以桑叶、菊花、薄荷疏散风热之邪，另仅一味清热解毒的连翘，寒凉之力也不如银翘散，虽然肃肺止咳力较强，但桑菊饮中所用的药量亦较轻，故吴鞠通称之为"辛凉轻剂"。

16. 桑菊饮用药的配伍特点是什么？

答：桑菊饮用药从"辛凉微苦"立法，其配伍特点：一以轻清宣散之品，疏散风热以清头目；一以苦辛宣降之品，理气肃肺以止咳嗽。

17. 麻黄杏仁甘草石膏汤为何以石膏、麻黄共作君药？

答：麻黄杏仁甘草石膏汤证是表邪入里化热，壅遏于肺，肺失宣降所致。方中麻黄辛温，开宣肺气以平喘，开腠解表以散邪；石膏辛甘大寒，清泄肺热以生津，辛散解肌以透邪。二药一辛温，一辛寒；一以宣肺为主，一以清肺为主，合用则相反之中寓有相辅之意，既消除致病之因，又调理肺的宣发功能，石膏倍于麻黄，使本方不失为辛凉之剂。麻黄得石膏，宣肺平喘而不助热；石膏得麻黄，清解肺热而不凉遏，相制为用，故共作君药。

18. 为什么有汗或无汗，麻黄杏仁甘草石膏汤均可用之？

答：本方证临床汗之有无是辨识肺郁表闭的重要依据。肺热炽盛，热邪熏蒸，汗出而体表无大热，示肺表郁闭不甚；热闭于肺，肺气闭塞，无汗则表有大热，肺闭较甚，当加重麻黄用量。若大汗伴身大热，示肺热尤重，当加大石膏用量以清肺。

19. 为何柴葛解肌汤的用药特点是"三阳兼治"？

答：柴葛解肌汤主治外感风寒，郁而化热证，此证乃太阳风寒未解，郁而化热，渐次传入阳明，波及少阳，故属三阳合病。治宜辛凉解肌，兼清里热。方中葛根配白芷、石膏，清透阳明之邪热；柴胡配黄芩，透解少阳之邪热；羌活发散太阳之风寒。因如此配合，所以说柴葛解肌汤的用药特点是三阳兼治，以治阳明为主。

20. 败毒散中配伍人参的意义何在？

答：败毒散主治气虚外感风寒湿证，方中人参为佐药，用之益气以扶其正，一则助正气以鼓邪外出，并寓防邪复入之义；二则令全方散中有补，不致因发散太过而耗伤真元。

21. 败毒散逆流挽舟的原理是什么？

答：清代医家喻嘉言认为痢疾初起有表证，乃邪从表而陷里，胃肠受损。用败毒散疏散表邪，使表气疏通，陷里之邪，从表而解，则里滞亦除，痢疾自愈。邪从外入者，仍从外出，使陷里之邪由里出表，此即败毒散逆流挽舟的原理。

22. 参苏饮的用药配伍特点是什么？

答：参苏饮益气解表，理气化痰；主治虚人外感风寒，内有痰饮证。其配伍特点一是散补并行，解表与补气同用，标本兼顾；二是化痰与理气相配，气顺痰消。

23. 麻黄细辛附子汤为什么既治阳虚外感,又治大寒暴哑?

答:麻黄细辛附子汤用麻黄散寒宣肺,附子温壮肾阳,细辛外可助麻黄解表,内可助附子温里,三药合用,助阳解表,可治阳虚外感。细辛又能协麻黄、附子二药辛通上下,三药合用则具宣上温下、开窍启闭之功。大寒暴哑,乃大寒直犯肺肾,上室窍隧,下闭肾气所致。此乃以表里同治之方,易作上下同治之剂,乃灵活运用,异病同治之体现。

【方剂歌诀记忆小站】

1. 麻黄汤**

麻黄汤中臣桂枝,杏仁甘草四般施,发热恶寒头项痛,无汗而喘服之宜。

2. 桂枝汤**

桂枝汤治太阳风,芍药甘草姜枣同;解肌发表调营卫,汗出恶风此方功。

3. 九味羌活汤**

九味羌活用防风,细辛苍芷与川芎;黄芩生地同甘草,分经论治宜变通。

谐音记忆:秦皇尝百草,细心防呛薰。

黄(芩) 生地(黄) (苍)术 (白)芷 甘(草),

(细辛) (防)风 (羌)活 川(芎)

4. 小青龙汤 **

小青龙汤桂芍麻,干姜辛夏草味加;风寒外束饮内停,散寒蠲饮平喘佳。

5. 香苏散

香苏散用草陈皮,疏散风寒又理气,外感风寒兼气滞,寒热无汗胸脘痞。

6. 正柴胡饮

正柴胡饮景岳方,芍药防风陈草姜;清疏风邪解热痛,表寒轻证服之康。

7. 银翘散 **

银翘散主上焦疴,竹叶荆蒡豉薄荷,甘桔芦根凉解法,清疏风热煮无过。

谐音记忆:桥头结荷花,并旁盖竹根

连(翘) 淡(豆)豉 苦(桔)梗 薄(荷) 银(花),
(荆)芥穗 牛(蒡)子 生(甘)草 (竹)叶 芦(根)

8. 桑菊饮 **

桑菊饮中桔杏翘,芦根甘草薄荷饶,清疏肺卫轻宣剂,风温咳嗽服之消。

谐音记忆:荷叶杏花,草根更俏

薄(荷) 桑(叶) (杏)仁 菊(花),
生甘(草) 苇(根) 桔(梗) 连(翘)

9. 麻黄杏仁甘草石膏汤 *

仲景麻杏甘石汤,辛凉宣肺清热良,邪热壅肺咳喘急,有汗无汗均可尝。

10. 柴葛解肌汤

陶氏柴葛解肌汤,邪在三阳热势张,芩芍桔草姜枣芷,羌膏解表清热良。

11. 败毒散 **

人参败毒草苓芎,羌独柴前枳桔共,生姜薄荷煎汤服,益气解表效力宏。

谐音记忆:两活领人鞠躬,两胡浦江干股。

羌(活)　独(活)　茯(苓)　(人)参　(桔)梗　川(芎),

柴(胡)　前(胡)　(薄)荷　生(姜)　(甘)草　枳(壳)

12. 参苏饮

参苏饮内用陈皮,枳壳前胡半夏齐,干葛木香甘桔茯,气虚外感最相宜。

13. 麻黄附子细辛汤

麻黄细辛附子汤,助阳解表代表方。

【思考题】

1. 比较麻黄汤和桂枝汤在临床应用上的异同点。

答:麻黄汤和桂枝汤同属辛温解表剂,都可用治外感风寒表证。麻黄汤中麻、桂并用,佐以杏仁,发汗散寒力强,又能宣肺平喘,为辛温发汗之峻剂,主治外感风寒所致恶寒发热,无汗而喘之表实证;桂枝汤中桂枝、白芍并用,佐以生姜、大枣,发汗解表之力逊于麻黄汤,但有调和营卫之功,为辛温解表之和剂,主治外感风寒,营卫不和所致的恶风发热而有汗出之表虚证。

2. 从小青龙汤的用药,分析其配伍特点。

答:本方主治外感风寒,寒饮内停之证。治宜解表与化饮配合,方中麻黄、桂枝相须为君,发汗散寒以解表邪,且麻黄又能宣发肺气而平喘咳,桂枝化气行水以利里饮之化。干姜、细辛为臣,温肺化饮,兼助麻黄、桂枝解表祛邪。以五味子敛肺止咳、芍药和营养血,既可增强止咳平喘之功,又可制约诸药辛散温燥太过之弊;半夏燥湿化痰,和胃降逆,亦为佐药。炙甘草兼为佐使之药,既可益气和中,又能调和辛散酸收之品。药虽八味,配伍严谨,散中有收,开中有合,共奏解表散寒,温肺化饮之效。

3. 银翘散与桑菊饮有何异同?

答:银翘散与桑菊饮均属辛凉解表剂。二方组成均有连翘、薄荷、桔梗、甘草、芦根五药,均具疏风散热的作用,皆可用治风热外袭的表证。不同点是:银翘散配辛温之荆芥、豆豉与清热解毒的金银花等药,加强了清热解毒透表散邪之功,为"辛凉平剂",主治风热犯卫之风热表证;桑菊饮则配以桑叶、菊花、杏仁等药,而不用荆芥、豆豉辛温之品,解表作用较弱,而肃肺止咳之功较强,为"辛凉轻剂",主治风温咳嗽证。

4. 麻黄杏仁甘草石膏汤与麻黄汤的区别何在?

答:麻黄杏仁甘草石膏汤与麻黄汤两方均用麻黄、杏仁、甘草而治喘咳。但麻黄汤中用麻黄配桂枝辛温发汗解表,配杏仁宣肺平喘,主治风寒束表,肺气失宣之表寒实喘。麻黄杏仁甘草石膏汤中用辛温之麻黄配伍辛甘大寒之石膏辛凉宣泄,又配杏仁宣降肺气,主治表邪入里化热,壅遏于肺之肺热实喘。

5. 参苏饮与败毒散在临床应用上有何不同?

答:参苏饮与败毒散皆治气虚外感风寒,皆用人参益气解表,所不同者,败毒散所治为风寒挟湿之表证为主,气虚程度不重,故用羌活、独活、川芎、柴胡等发散风寒湿邪为主;参苏饮为风寒表证,且气虚程度较重,故用苏叶、葛根发散风寒表邪为主,加之痰湿与气滞亦甚,则又增半夏、陈皮、木香等化痰行气之品。临床应用上,败毒散所治为气虚外感风寒湿之证,以恶寒发热,肢体酸痛,无汗,脉浮按之无力为辩证要点;参苏饮治气虚外感风寒,内有痰湿证,临床应用以恶寒发热,无汗头痛,咳痰色白,胸脘满闷,倦怠乏力,苔白,脉弱为辨证要点。

第二章 ○ 泻下剂

【重点直达】

1. 熟悉泻下剂的概念、适应范围、分类及使用注意事项。

（1）概念：凡以泻下药为主组成，具有通导大便、排除肠胃积滞、荡涤实热，或攻逐水饮、寒积等作用，治疗里实证的方剂，统称为泻下剂。立法依据："其下者，引而竭之；中满者，泻之于内。"（《素问·阴阳应象大论》）。

（2）适应范围：里实积滞证，包括热结、寒结、燥结、水结；以及里实正虚之便秘证。

（3）分类：

1）寒下——里热积滞实证。

2）温下——里寒积滞实证。

3）润下——肠燥津亏，大便秘结证。

4）逐水——水饮壅盛实证。

5)攻补兼施——里实正虚,大便秘结证。

(4) 注意事项:

1)表证未解,里实已成,应视表里证的轻重,宜先解表、后治里;或表里双解。

2)若兼瘀血,虫积或痰浊,宜分别配伍相应药物治之。

3)年老体虚、孕妇、产妇或女性正值经期,病后伤津及亡血证,均应慎用或禁用,必要时宜配伍补益扶正之品,以期攻邪扶正。

4)泻下剂易伤胃气,得效即止,慎勿过剂。

5)服药期间,忌食油腻及不易消化食物,以防重伤胃气。

2. 掌握大承气汤、大黄牡丹汤、温脾汤、麻子仁丸、十枣汤。

(1) 寒下剂表:

方 名	功效特点	主治应用
大承气汤《伤寒论》	泻下与行气并重,峻下热结	①阳明腑实证,痞满燥实俱全者。②热结旁流证。③热厥、痉病、发狂属里热实证者

方　名	功效特点	主治应用
大黄牡丹汤《金匮要略》	泻热破瘀，散结消肿	肠痈初起湿热瘀滞证。右少腹疼痛拒按，或时时发热，舌苔腻黄，脉滑数

（2）温下剂表：

方　名	功效特点	主治应用
温脾汤《备急千金要方》	攻下冷积，温补脾阳	阳虚寒积证。腹痛便秘，手足不温，畏寒喜热，苔白，脉沉弦而迟

（3）润下剂表：

方　名	功效特点	主治应用
麻子仁丸《伤寒论》	润肠泻热，行气通便	肠胃燥热，脾约便秘证。大便干结，小便频数

（4）逐水剂表：

方　名	功效特点	主治应用
十枣汤 《伤寒论》	攻逐水饮	①悬饮。咳唾胸胁引痛 ②实证水肿。一身悉肿，二便不利

3. 泻下剂熟悉方剂表。

方　名	功效特点	主治病证
大黄附子汤 《金匮要略》	温里散寒，通便止痛	寒积里实证。腹痛便秘，手足厥冷，苔白腻
济川煎 《景岳全书》	温肾益精，润肠通便	肾阳虚弱，精津不足证。大便秘结，小便清长，腰膝酸软，脉沉迟
黄龙汤 《伤寒六书》	攻下通便，补气养血	阳明腑实，气血不足证

【释难解疑】

1. 大承气汤主治阳明腑实证与"痞、满、燥、实"有何关联？

答:大承气汤主治阳明腑实证,乃外邪传入阳明之腑,入里化热,与肠中燥屎相搏结,消灼津液,肠胃气滞,腑气不通所致。故大便秘结不通,频转矢气,脘腹胀满,腹痛拒按,按之坚硬,日晡潮热,神昏谵语,手足戢然汗出,舌苔黄燥起刺或焦黑燥烈,脉沉实。后人把本方证的证候特点归纳为痞、满、燥、实四大症。"痞"乃心下有痞塞重压的感觉;"满"指脘腹胀满,按之有抵抗感;"燥"为肠中粪便干燥且坚硬;"实"是腹中硬满,便秘,腹痛拒按,热结旁流及谵语、潮热,脉实有力等。

2. 以大承气汤为例,说明何谓"釜底抽薪"?

答:釜底抽薪即中医从下泄热的一种治法,包括用寒下通便方剂泻去里实热结的治疗方法。如用大承气汤主治里热实证,症见"痞"、"满""燥"、"实"以及谵语、潮热,脉实等。此乃实热内结积滞肠胃,热盛伤津劫液所致。通过泻下,邪热积滞随大便泻下而解,使内热得清,此治法被喻为"釜底抽薪"之法。

3. 何谓热结旁流?为何选用大承气汤?

答:热结旁流,乃腑热炽盛,燥屎积滞内结不出,迫肠中津液从燥屎旁而流下所致。表现为下利清水无粪块,泻下不畅,其气臭秽,脐腹胀痛,按之坚硬有块。口干舌燥,脉滑数。其旁流是现象,热结是本质,治应因势利导,"通因通用",泻热以保津。故选用大承气汤。

4. 大承气汤为什么配伍行气之品?

答:大承气汤所治之证,乃邪传阳明之腑,入里化热,与肠中燥屎相结,阻塞肠道而致痞、满、燥、实之证。六腑以通为用,因有积滞内阻,腑气不行,故配伍理气的厚朴、枳实,既助大黄、芒硝推荡积滞,攻下热结以治燥实。又能行气散结以消除痞满。本方配伍泻下与行气并重,共奏峻下热结之功。

5. 如何理解大承气汤的"急下存阴"、"通因通用"、"寒因寒用"?

答:急下存阴:是指在热病过程中,用峻下的方药迅速清除肠胃中实热燥屎,以保存阴液的治疗方法,称为"急下存阴"法。方如大承气汤主治里热实证,乃实热内结肠胃,热盛伤津而致。通过大承气汤峻下肠胃中燥屎,使实热得清,以免阴液进一步灼伤,从而得到保存津液的效应。

通因通用:反治法之一,泛指采用通利的治疗方法治疗某些虽属实邪内结,郁滞在里,然而表现症状似通,而本质非通的病证。大承气汤的通因通用,是指通过大承气汤的泻下通便作用,治疗热结旁流、下利清水等症。

寒因寒用:以大承气汤所治的"热厥",其四肢厥冷为假象,里实热结是本质,故所谓"热深者,厥亦深",四肢虽厥寒,但必见大便秘结、腹痛拒按、口干舌燥、脉滑实等实热证候;治用大承气汤寒下,使热结得下,气机宣畅,阳气敷布外达,而厥逆可回。这种用寒下之法治厥冷之证,故称为"寒因寒用"。

6. 大承气汤的煎煮方法有何要求? 为什么?

答:大承气汤原书煎煮法:"以水一斗,先煮二物,(厚朴、枳实)取五升,去渣,内大黄,更煮取二升,去渣,内芒硝,更上微火一两沸,分温再服。得下,余勿服"。因大黄生用、后下则泻下之力峻,如《伤寒来苏集·伤寒附翼》所说:"生者气锐而先行,熟者气钝而和缓。"故煎煮法中先煎枳、朴,后下大黄,芒硝溶服是其特点。

7. 大黄牡丹汤为何以大黄、牡丹为君药?

答:大黄牡丹汤主治肠痈初起,多由肠中湿热郁蒸,气血凝聚所致。治法宜泻热祛湿,破瘀消痈。方中大黄苦寒攻下,泻热逐瘀,荡涤肠中湿热瘀结之毒;丹皮苦辛微寒,能清热凉血,活血散瘀,两药相合,泻热破瘀,荡涤肠中湿热,故共为君药。

8. 大黄牡丹汤主治的"肠痈"脓成与否?

答:《金匮要略》:"肠痈者,少腹肿痞,按之即痛如淋,小便自调,时时发热,自汗出,复恶寒。其脉迟紧者,脓未成,可下之,当有血,脉洪数者,脓已成,不可下也。大黄牡丹汤主之。"然在大黄牡丹汤用法后又曰:"有脓当下,如无脓,当下血。"因此后世医家对大黄牡丹汤主治的肠痈脓成与否认识不一,结合临床实际,现在一般认为肠痈初起,凡证属湿热瘀结之里热实证者,脓未成或脓成未溃,均可运用。

9. 大黄附子汤中附子重用至三枚,其意义何在?

答:大黄附子汤主治寒积里实证,治宜温散寒凝,通下大便。方中泻下通便之品,用了荡涤积滞的大黄,但大黄性味苦寒。故方中又用辛热之附子,既能温里散寒,止寒积里实的腹胁疼痛,又能制约大黄的苦寒之性,为此附子重用至三枚为君药。如此配伍,以温阳通便,泻下寒积,共成温下之用。

10. 大黄在大黄附子汤中的用量有何特点?为什么?

答:大黄附子汤中大黄用量的特点就是用量小于辛热的附子和细辛。因为大黄性味苦寒,用治寒积里实证,取其荡涤积滞、泻下之功便可;配伍辛散大热之附子、细辛,大黄的苦寒药性被制而泻下之功犹存,为去性取用之法,温通结合,泻下寒积而通便。配伍运用时,温热药用量大于寒下药,方能达温下之目的。

11. 温脾汤为何以附子、大黄为君药?

答:温脾汤证因脾阳不足,阴寒内盛,寒积中阻所致,乃虚中夹实之证。治须温补脾阳与攻下寒积并用。方中用附子温补脾阳,祛除寒邪;配以大黄泻下通便,以荡积滞,附子与大黄二药配伍,温补脾阳,攻下寒积,故共为君药。

12. 温脾汤的配伍有何特点?

答:温脾汤为温补脾阳,攻下冷积之方,主治脾阳不足冷积内停证。冷积一证,非温不能去其寒,非下不能祛其积。本方攻逐寒积与温补脾阳并用,温通、泻下与补益三法兼备,寓温补于攻下之中,具有温阳以祛寒、攻下不伤正之特点。

13. 何谓"脾约"?其常用方是什么?

答:所谓"脾约",是指胃肠燥热,脾津不足,而致大便干结难解的一种病证。脾主运化,为胃行其津液。今散津功能被制约,形成肠中津涸而胃燥便秘,水分不走大肠只走膀胱,故大便硬,小便数。"今胃强脾弱,约束津液不得四布,但输膀胱,致小便数而大便硬,故曰其脾为约"(《伤寒明理论》)。麻子仁丸是治疗"脾约"证的常用方。

14. 麻子仁丸由小承气汤加减而成,为何称其为润下之剂?

答:麻子仁丸虽用大黄、枳实、厚朴即小承气汤,泻下泄热通便,但大黄、厚朴用量俱从轻减,更取质润多脂之麻子仁、杏仁、芍药、白蜜等,一则益阴增液以润肠通便,使腑气通,津液行,二则甘润减缓小承气汤攻下之力。使燥热去,阴液复,而大便自调。制为丸剂,每次服10小丸,依次渐加,均意在润肠缓下,故称其为润下之剂。

15. 济川煎的配伍意义与用药特点是什么?

答:济川煎功能温肾益精,润肠通便。方中肉苁蓉温肾益精,暖腰润肠;当归养血润燥,润肠通便;牛膝补益肝肾,强壮腰膝,性善下行;枳壳下气宽肠而助通便;泽泻渗利小便而泄肾浊;升麻升清阳则浊阴自降。诸药合用,既可温肾益精治其本,又能润肠通便以治标。温补之中寓通便之意,补中有泻,降中有升,具有"寓通于补,寄降于升"的配伍特点。

16. 十枣汤以逐水药为君,为何以"十枣"命名?

答:方名十枣,寓有深意。一为强调攻邪勿忘扶正。因为大戟、甘遂、芫花作用迅猛而有毒,若专事攻邪,则易损正气,故配大枣十枚相佐,煎汤送服,其配伍意义有三:缓和诸药毒性;益气护胃,使邪去而不伤正,减少药后反应;培土制水,邪正兼顾。

17. 使用十枣汤应注意什么?

答:使用十枣汤应注意四点:一是三药为散,大枣煎汤送服;二是于清晨空腹服用,从小量开始,每服0.5~1g,以免量大下多伤正,若服后下少,次日加量;三是服药得快利后,宜食糜粥以保养胃肠;四是年老体弱者慎用,孕妇忌服。

18. 黄龙汤是泻下剂,为什么配伍桔梗?

答:黄龙汤主治里热实结兼气血虚弱之证,方以大承气汤急下实邪热结;以人参、当归、甘草补益气血;肺与大肠相表里,欲通胃肠,必先开宣肺气,故配伍桔梗开肺气以通肠胃,具有欲降先升之意义,是提壶揭盖法的灵活运用。

19. 黄龙汤的配伍特点是什么?

答:黄龙汤以峻下热结之大承气汤,配伍人参、当归等益气养血之品,攻补兼施,寓补于攻,而成攻补兼施之剂,如此配伍,攻不伤正,补不碍邪,为邪正合治,攻补兼施之良方。方中大承气汤泻热下降,桔梗宣肺上行,合而用之,上宣下通,以下通为主。

【方剂歌诀记忆小站】

1. 大承气汤 **

大承气汤大黄硝,枳实厚朴先煮好,峻下热结急存阴,痞满燥实皆可消。

小承气汤少芒硝,轻下热结用之效。调胃承气硝黄草,缓下热结此方饶。

2. 大黄牡丹汤 *

大黄牡丹治肠痈,桃仁瓜仁芒硝冲。

谐音记忆:双人忙黄疸

桃(仁) 冬瓜(仁) (芒)硝 大(黄) 牡(丹)皮

3. 大黄附子汤

大黄附子细辛汤,温下治法代表方;冷积内结成实证,腹痛便秘服之康。

4. 温脾汤**

温脾附子与干姜,归草人参硝大黄;寒热并进补兼泻,攻下冷积振脾阳。

5. 麻子仁丸**

麻子仁丸治脾约,芍药枳朴杏黄蜜;润降消导相结合,肠燥便秘最相宜。

6. 济川煎**

济川归膝肉苁蓉,泽泻升麻枳壳从,年老肾虚便不通,寓通于补法堪宗。

7. 增液承气汤*

增液承气玄地冬,更加硝黄力量宏;温病阴亏实热结,养阴泻热肠道通。

8. 十枣汤*

十枣逐水效堪夸,甘遂大戟与芫花;胁下悬饮腹肿满,三药为末枣汤下。

【思考题】

1. 三承气汤在组成、功效、主治、配伍上有何异同?

答:"三承气汤"即指大承气汤、小承气汤、调胃承气汤三方。三承气汤均为寒下剂,均用大黄涤荡胃肠积热,共俱泻下热结之功,皆治阳明腑实证。大承气汤硝、黄并用,大黄后下,且加枳、朴,故攻下之力颇峻,为"峻下剂",主治痞、满、燥、实四症俱全之阴阳热结重证,还可用治热结旁流,下利纯清臭秽清水;及里热实证之热厥、痉病或发狂。

小承气汤不用芒硝,且三物同煎,枳、朴用量亦减,故攻下之力较轻,为"轻下之剂",主治痞、满、实而燥证不明显之阳明热结轻证;或痢疾初起者。调胃承气汤不用枳、朴,虽后纳芒硝,但大黄与甘草同煎,故泻下之力较前二方缓和,为"缓下之剂",主治阳明燥热内结,有燥、实而痞、满不甚之证;以及胃肠热盛而致发斑吐衄,口齿咽喉肿痛者。

2. 举方说明温下剂的配伍用药有何特点?

答:温下剂,适用于里寒积滞实证。寒邪非温不去,积滞非下不除,故除用性温的泻下药巴豆外,又常用苦寒泻下药大黄等与温里药附子、干姜、细辛等配伍,变寒下药为温下之用,以达温散寒结、通下里实之功。若寒积兼有脾气不足者,宜适当配伍补气之品如人参、甘草等。方如大黄附子汤、温脾汤。

3. 如何区别应用温脾汤与大黄附子汤?

答:温脾汤与大黄附子汤同属温下剂,均有大黄、附子,都能主治寒积便秘。温脾汤为脾阳不足而致冷积内停者设,证属虚中夹实,治宜攻下冷积,温补脾阳,方中大黄、芒硝泻下软坚,附子、干姜、人参、甘草以固护中阳。大黄附子汤为寒积里实而正气不虚者设,治宜温里散寒,通便止痛。故方中大黄泻下通便,荡涤积滞,附子、细辛温里散寒止痛。

4. 大黄在大承气汤、大黄附子汤、大黄牡丹汤、麻子仁丸中的配伍意义是什么?

答:大承气汤峻下热结,治疗实热积滞的阳明腑实证,方中用大黄泻热通便,荡涤实热积滞,用大黄配芒硝,苦寒加咸寒,相须为用,峻下热结而通便。大黄附子汤温下寒积,治疗冷积便秘实证,方中用大黄泻下通便,荡涤积滞,与附子、细辛相配,苦寒加辛热,且附子、细辛用量大于大黄,佐制了大黄的苦寒之性,而泻下之功犹存,三药共成温下之功,乃去性取用之配伍。大黄牡丹汤泄热破瘀,散结消肿,主治肠痈初起,湿热瘀滞证,方中用大黄苦寒攻下,泄热逐瘀,荡涤肠中湿热瘀结之毒,与清热凉血,活血散瘀的丹皮合用,泄热破瘀,共为方中君药。麻子仁丸润肠泄热,行气通便,主治肠胃燥热,脾津不足,大便干结之证,方中火麻仁润肠通便,配大黄以增强通便泄热,除肠胃燥热之功。

第三章 和解剂

【重点直达】

1. 熟悉和解剂的概念、适用范围及分类。

(1) 和解剂的概念：凡具有和解少阳、调和肝脾、调和肠胃等作用，治疗伤寒邪在少阳、肝脾不和、肠胃不和等证的方剂，统称和解剂。

(2) 适应范围：伤寒少阳证、肝脾不和证、肠胃不和证等。

(3) 分类：

1) 和解少阳——伤寒少阳证(寒热往来，胸胁苦满，口苦咽干目眩等)。

2) 调和肝脾——肝脾不和证(脘腹胸胁胀痛，神疲食少，泄泻，手足不温)。

3) 调和肠胃——肠胃不和证(心下痞满，恶心呕吐，脘腹胀痛，肠鸣下利等)。

2. 掌握小柴胡汤、大柴胡汤、蒿芩清胆汤、四逆散、逍遥散、半夏泻心汤。

（1）和解少阳剂表：

方　名	功效特点	主治应用
小柴胡汤《伤寒论》	和解少阳，扶正祛邪	①伤寒少阳证。②妇人热入血室。③疟疾，黄疸见少阳证者
大柴胡汤《金匮要略》	和解少阳，内泻热结	少阳、阳明合病
蒿芩清胆汤《重订通俗伤寒论》	清胆利湿，和胃化痰	少阳湿热证。寒热如疟，寒轻热重

（2）调和肝脾剂表：

方　名	功效特点	主治病证
四逆散《伤寒论》	透邪解郁，疏肝理脾	①阳郁厥逆证。②肝脾气郁证。
半夏泻心汤《伤寒论》	和胃降逆，消痞散结	寒热错杂之心下痞满证
逍遥散《和剂局方》	疏肝解郁，养血健脾	肝郁血虚脾弱证。胁痛，头痛目眩，神疲食少，月经不调

3. 熟悉痛泻要方。

方　名	功效特点	主治病证
痛泻要方《医学心悟》	补脾柔肝,祛湿止泻	脾虚肝旺之痛泻。肠鸣腹痛,大便泄泻,泻必腹痛,泻后痛缓

【释难解疑】

1. 小柴胡汤为何重用柴胡为君?原方"去滓再煎"的意义何在?

答:小柴胡汤主治邪在半表半里之少阳证。方中柴胡苦平,入肝胆经,透泄少阳之邪,并能疏泄气机之郁滞,使少阳半表半里之邪得以疏散,故重用柴胡以为君药;与降泄之黄芩配伍,和解清热,以解少阳之邪。原方"去滓再煎",是药性更为醇和,药汤之量更少,减少了汤药对胃的刺激,避免停饮致呕。

2. 为什么说柴胡、黄芩配伍是和解少阳的基本药物?

答:少阳证位于太阳、阳明表里之间,治非汗、吐、下之所宜,惟适用和解之法。柴胡苦平,入肝胆经,透泄少阳之邪,并能疏泄气机之郁滞,使少阳半表半里之邪得以疏散;黄芩苦寒,清泄少阳半里之热,两者配伍,是和解少阳的基本药物。

3. 小柴胡汤中为何配伍人参、大枣、甘草？

答：小柴胡汤中配伍人参、甘草以益气健脾，扶正以祛邪。又以生姜、大枣为使，益胃气，生津液，和营卫，既扶正以助祛邪，又实里而防邪入。如此配合，以祛邪为主，兼顾正气，以少阳为主，兼和胃气。

4. 大柴胡汤为何重用生姜而轻用大黄？

答：大柴胡汤和解少阳，内泻热结，主治少阳阳明合病。方中轻用大黄配伍枳实以内泻阳明热结，行气消痞，并配伍大量生姜以治呕逆不止，本方既不悖于少阳禁下的原则，又可和解少阳，内泻热结，使少阳与阳明合病得以双解。如《医宗金鉴·删补名医方论》所说："柴胡得生姜之倍，解半表之功捷；枳、芍得大黄之少，攻半里之效徐，虽云下之，亦下中之和剂也。"

5. 蒿芩清胆汤为何选用青蒿配伍黄芩？

答：蒿芩清胆汤治少阳胆热偏重，兼有湿热痰浊内阻之证。功能清胆利湿，和胃化痰。方中青蒿苦寒芳香，清透少阳邪热；黄芩苦寒，擅于清泄胆府邪热并能燥湿，两药相合，既可内清少阳湿热，又能透邪外出，故蒿芩清胆汤选用青蒿配伍黄芩，共为君药。

6. 四逆散主治"四逆"，为什么不用温阳药？

答：四逆散主治的"四逆"非阳虚四逆，未见恶寒蜷卧,呕吐下利等阳虚表现,而有脘腹疼痛,泻痢,脉弦等症,病机乃责之肝脾不和,阳气内郁不达四末,故不用温阳药,而用透解郁热,疏肝理脾之品以治病求本。

7. 从四逆散的方义分析其治"四逆"的机制?

答:四逆散证缘于外邪传经入里,气机为之郁遏,不得疏泄,导致阳气内郁,不能达于四末,而见手足不温。治宜透邪解郁,调畅气机。方中柴胡升发阳气,疏肝解郁,透邪外出,为君药。白芍敛阴养血柔肝为臣,与柴胡合用,可使柴胡升散而无耗伤阴血之弊。佐以枳实理气解郁,泄热破结,与柴胡为伍,一升一降,加强舒畅气机之功,并奏升清降浊之效;与白芍相配,又能理气和血,使气血调和。使以甘草,调和诸药,益脾和中。综合四药,共奏透邪解郁,疏肝理脾之效,使邪去郁解而气机调,阳气得伸而四逆除。

8. 逍遥散与小柴胡汤均以柴胡为君,其用量有何不同?为什么?

答:逍遥散与小柴胡汤均以柴胡为君,柴胡在逍遥散中用一两,主要是疏肝解郁的作用,配当归、芍药养血柔肝,补肝体而助肝用,故用量偏小;柴胡在小柴胡汤中用至半斤,柴胡苦平,入肝胆经,透泄少阳之邪,并能疏泄气机之郁滞,使少阳半表半里之邪得以疏散,故用量较大。

9. 逍遥散的用药为什么要"气血兼顾,肝脾同调"?

答:肝藏血,喜条达而恶抑郁,若木郁不达,郁久化火,必耗阴血;反之,血虚不能养肝,肝气亦不得柔和调畅。可见肝郁可致血虚,血虚亦可致肝郁,治疗上不仅要疏肝解郁,更需养血柔肝,所以逍遥散中用柴胡配白芍、当归气血兼顾。

脾为气血生化之源,主升清而司运化。肝郁可以传脾,使脾虚失运,此为木郁乘土;脾虚化源不足,血不养肝,又可致肝血虚衰,肝木失其条达柔和而致肝郁,此为土虚木乘。本方见证,既有肝郁,又有脾虚,故又以柴胡配白术、茯苓,疏肝、健脾同用。

逍遥散的用药特点是气血兼顾,肝脾同调,补肝体而助肝用,立法周全,组方严谨,为调肝养血之名方。

10. 防风在痛泻要方中有何作用?

答:痛泻要方为土虚木乘,脾受肝制,升降失常所致的痛泻证而设。治宜敛肝柔肝,补脾助运,兼舒调气机,升阳止泻。防风具升散之性,主归肝脾二经。防风在痛泻要方中与术、芍相伍,辛能散肝郁,香能舒脾气,且可胜湿止泻;又为脾经引经药,故在方中作佐使之用。

11. 半夏泻心汤的配伍特点是什么?

答:半夏泻心汤主治寒热互结之痞证,方中半夏散结除痞、降逆止呕,干姜温中散寒,黄芩、黄连泄热开痞。

又以人参、大枣甘温益气,甘草补脾和中而调诸药。综合全方,寒热互用以和其阴阳,苦辛并进以调其升降,补泻兼施以顾其虚实,是为本方的配伍特点。

【方剂歌诀记忆小站】

1. 小柴胡汤**

小柴胡汤和解功,半夏人参甘草从,更加黄芩生姜枣,少阳为病此方宗。

谐音记忆:生芹菜炒大虾仁

(生)姜　黄(芩)　(柴)胡　炙甘(草)　(大)枣　半(夏)　(人)参

2. 大柴胡汤**

大柴胡汤用大黄,芩夏枳芍枣生姜,少阳阳明同合病,和解攻里效力彰。

3. 蒿芩清胆汤*

蒿芩清胆枳竹茹,陈夏赤苓加碧玉。清胆利湿又和胃,少阳湿热痰浊阻。

谐音记忆:皇陵青竹,半壁植皮

(黄)芩　赤茯(苓)　(青)蒿　(竹)茹,

法(半)夏　(碧)玉散　生(枳)壳　陈(皮)

4. 四逆散**

四逆散里用柴胡,芍药枳实甘草须;阳郁厥逆胸胁痛,疏肝解郁厥自除。

5. 逍遥散**

逍遥散用当归芍,柴苓术草加姜薄,肝郁血虚脾气弱,调和肝脾功效卓。

谐音记忆:柴伯伯拎浆糊,甘当逍遥散

(柴)胡 (白)芍 (白)术 茯(苓) 烧生(姜)薄(荷),

炙(甘)草 (当)归

6. 半夏泻心汤**

半夏泻心用芩连,干姜草枣人参添;寒热互结心下痞,和胃降逆病自痊。

7. 痛泻要方**

痛泻要方用陈皮,术芍防风共成剂,肠鸣泄泻腹又痛,治在泻肝与实脾。

谐音记忆:陈伯伯防风

谐音记忆:(陈)皮 (白)术 (白)芍 (防风)

【思考题】

1. 比较小柴胡汤和大柴胡汤在组成、功用、主治上的异同。

答:小柴胡汤和大柴胡汤的相同点:两方在组成上都有柴胡、黄芩、半夏、生姜、大枣五味药,均能和解少阳,主治中皆有少阳病的往来寒热、胸胁苦满等症。

不同者,在组成上小柴胡汤还配用人参、炙甘草;大柴胡汤还伍用枳实、白芍、大黄。小柴胡汤功专和解少阳,而大柴胡汤还可内泻热结,故小柴胡汤除治伤寒少阳证外;还可治疗妇人热入血室者,经水适断,寒热发作有时;以及疟疾、黄疸等病而见少阳证者。大柴胡汤则主治少阳阳明合病,证见呕不止,郁郁微烦,心下痞硬,或心下满痛,大便不解或下利者。

2. 比较小柴胡汤与蒿芩清胆汤的异同。

答:小柴胡汤与蒿芩清胆汤均能和解少阳,用于邪在少阳、往来寒热、胸胁不适者。但小柴胡汤以柴胡、黄芩配人参、大枣、炙甘草,和解中兼有益气扶正之功,宜于邪踞少阳,胆胃不和者;蒿芩清胆汤以青蒿、黄芩配赤茯苓、碧玉散,于和解之中兼有清热利湿、理气化痰之效,宜于少阳胆热偏重,兼有湿热痰浊者。

3. 逍遥散主治什么病证?从逍遥散用药分析其配伍特点。

答:逍遥散主治肝郁血虚脾弱证,两胁作痛,头痛目眩,口燥咽干,神疲食少,或往来寒热,或月经不调,乳房胀痛,舌淡,脉弦而虚者。

方中柴胡疏肝解郁,使肝气得以条达为君药。当归甘辛苦温,养血和血;白芍酸苦微寒,养血敛阴,柔肝缓急;归、芍与柴胡同用,补肝体而助肝用,共为臣药。以白术、茯苓、甘草健脾益气,既能实土以御木侮,又使营血生化有源,共为佐药。加薄荷少许,疏散郁遏之气,透达肝经郁热;烧生姜温运和中,且能辛散达郁,为佐药。甘草调和诸药,兼为使药。全方使肝郁得疏,血虚得养,脾弱得复;用药以气血兼顾,肝脾同调为配伍特点。

4. 比较半夏泻心汤、生姜泻心汤、甘草泻心汤在用药、功用、主治上的异同。

答:半夏泻心汤中以半夏散结消痞,降逆止呕为君;干姜温中散寒,黄芩、黄连泄热开痞共为臣药;又佐以人参、大枣甘温益气,以补脾虚,使药甘草补脾和中而调诸药。功用寒热平调,消痞散结,主治寒热错杂之痞证。

生姜泻心汤即是半夏泻心汤减干姜二两,加生姜四两而成,方中重用生姜,取其和胃降逆,宣散水气而消痞满,配合辛开苦降之品、补益脾胃之品,功用和胃消痞,宣散水气。用治水热互结于中焦,脾胃升降失常所致之痞证。

甘草泻心汤即半夏泻心汤加重炙甘草用量而成,方中重用炙甘草调中补虚,配合辛开苦降之品,功用和胃补中,降逆消痞。用以治疗胃气虚弱,寒热错杂所致的痞证。

5. 试述柴胡在小柴胡汤、逍遥散、败毒散中的作用。

答:败毒散、小柴胡汤、逍遥散三方均用柴胡,其作用不同。小柴胡汤为和解少阳的代表方,方中用柴胡透泄少阳之邪,并能疏泄气机之郁滞,使少阳半表半里之邪得以疏散;逍遥散疏肝解郁,养血健脾,主治肝郁血虚脾弱证,方中柴胡疏肝解郁,使肝气得以条达,与当归、芍药并用,补肝体而助肝用;败毒散散寒祛湿,益气解表,主治气虚外感风寒湿表证,方中取柴胡解肌透邪,且能行气,与川芎相合,既可助君药解表逐邪,又能加强行气活血止痛之力,并与前胡、枳壳、桔梗相配,有利气机升降复常。

6. 试述芍药在四逆散、逍遥散、痛泻药方中的作用与配伍意义。

答:四逆散功用透邪解郁,疏肝理脾,方中取白芍敛阴养血柔肝,与柴胡合用,以补养肝血,条达肝气,可使柴胡升散而无耗伤阴血之弊;逍遥散疏肝解郁,养血健脾,方中用白芍养血敛阴,柔肝缓急,与当归、柴胡同用,补肝体而助肝用,使血和则肝和,血充则肝柔;痛泻要方补脾柔肝,祛湿止泻,主治脾虚肝旺之痛泻,方中用白芍柔肝缓急止痛,与白术相配,于土中泻木,补脾柔肝,止痛止泻。

第四章 ◎ 清热剂

【重点直达】

1. 熟悉解表剂的概念、适应范围、分类及应用注意事项。

（1）概念：凡以清热药为主组成，具有清热、泻火、凉血、解毒等作用，用以治疗里热证的方剂，统称清热剂。立法依据："热者寒之"，"温者清之"（《素问·阴阳应象大论》）。

（2）适应范围：里热证。

（3）分类：

1）清气分热——热在气分证。

2）清营凉血——邪热传营，或热入血分诸证。

3）清热解毒——温疫、温毒、火毒及疮疡疔毒等证。

4）清脏腑热——脏腑火热证。

5）清虚热——阴虚发热证。

（4）注意事项：

1）辨清里热所在的部位。

2）辨明"热证"的真假，勿为假象迷惑。

3）辨别热证的虚实。屡用清热泻火而热仍不退者，乃因"寒之不寒，是无水也"之缘故，宜用滋阴壮水的方法，待阴复其热自退。

4）权衡热证的轻重，量证投药。必要时配伍醒脾和胃之品，以免寒凉药伤阳碍胃。

5）热邪炽盛，服清热药入口即吐者，可于清热剂中少佐温热药，如辛温之姜汁，或采取凉药热服的方法。

2. 掌握白虎汤、竹叶石膏汤、清营汤、黄连解毒汤、凉膈散、仙方活命饮、导赤散、龙胆泻肝汤、苇茎汤、清胃散、葛根芩连汤、芍药汤、白头翁汤、青蒿鳖甲汤。

（1）清气分热剂表：

方　名	功效特点	主治应用
白虎汤 《伤寒论》	清热除烦，生津止渴	阳明气分热盛证。壮热面赤，汗出恶热，烦渴引饮，脉洪大有力
竹叶石膏汤 《伤寒论》	清热生津，益气和胃	伤寒、温病、暑病余热未清，气津两伤证。身热多汗，气逆欲呕，烦渴喜饮，舌红少津，脉虚数

（2）清营凉血表：

方　名	功效特点	主治应用
清营汤 《温病条辨》	清营解毒，透热养阴	热邪初入营分证。身热夜甚，心烦少寐，斑疹隐隐，舌绛而干，脉细数

（3）清热解毒剂表：

方　名	功效特点	主治应用
黄连解毒方 出《肘后备急方》	泻火解毒	①三焦实热火毒证。②热病吐衄发斑。③湿热黄疸、下利。④外科痈疡疔疖
凉膈散 《太平惠民 和剂局方》	泻火通便，清上泄下。以泻代清	上中二焦邪郁生热证。胸膈烦热，面赤唇焦，烦躁口渴
仙方活命饮 《校注妇人良方》	清热解毒，消肿溃坚，活血止痛	阳证痈疡肿毒初起。局部红肿焮痛，或身热凛寒

（4）清脏腑热剂表：

方　名	功效特点	主治应用
导赤散 《小儿药证直诀》	清热利水养阴	①心经火热证。心胸烦热，面赤口渴欲饮冷。②心热移于小肠，溲赤涩刺痛
龙胆泻肝汤 《医方集解》	泻肝胆实火，清下焦湿热	肝胆实火上炎证，肝经湿热下注证。口苦溺赤，舌红苔黄，脉弦数有力
苇茎汤 《备急千金要方》	清肺化痰，逐瘀排脓	痰热瘀结之肺痈。胸痛，咳嗽，吐腥臭脓痰
泻白散 《小儿药证直诀》	清泻肺热，止咳平喘。清中有润，泻中有补	肺热咳喘证。咳喘气急，皮肤蒸热，日晡尤甚
清胃散 《脾胃论》	清胃凉血	胃火牙痛。牙痛牵引头痛；牙宣出血；或牙龈红肿溃烂；或唇舌腮颊肿痛；口气热臭
葛根芩连汤 《伤寒论》	解表清里	协热下利。身热下利，烦热口渴，苔黄脉数

（续表）

方　名	功效特点	主治应用
芍药汤 《素问病机 气宜保命集》	清热燥湿,调气和血。气血并用,兼以"通因通用";寒热共投,侧重于热者寒之	湿热痢疾。腹痛,便脓血,赤白相兼,里急后重,肛门灼热
白头翁汤 《伤寒论》	清热解毒,凉血止痢	热毒痢疾。下痢脓血,赤多白少,腹痛,里急后重,肛门灼热,渴欲饮水

（5）清虚热剂表:

方　名	功效特点	主治应用
青蒿鳖甲汤 《温病条辨》	养阴透热	温病后期,邪伏阴分证。夜热早凉,热退无汗,舌红少苔,脉细数

3. 熟悉犀角地黄汤、左金丸、普济消毒饮、玉女煎。

方　名	功效特点	主治病证
犀角地黄汤 《外台秘要》	清热解毒,凉血散瘀	热入血分证。①热扰心神。②热伤血络。③蓄血瘀热

方　名	功效特点	主治病证
普济消毒饮 《东垣试效方》	清热解毒，疏风散邪	大头瘟。恶寒发热，头面红肿焮痛
左金丸 《丹溪心法》	清泻肝火，降逆止呕	肝火犯胃证。胁肋胀痛，嘈杂吞酸，呕吐口苦
玉女煎 《景岳全书》	清胃热，滋肾阴	①胃热阴虚证。头痛，牙痛，齿松牙衄。②消渴，消谷善饥

【释难解疑】

1. 白虎汤为何选用石膏、知母为君臣之品？

答：白虎汤主治气分热盛证，治以清热生津为宜。方中选用辛甘大寒的石膏为君药，清热泻火，解肌透热，为清泻气分实热之要药。臣以苦寒质润的知母，既可助石膏清肺胃之热，又可滋阴润燥救已伤之阴津。二者相须为用，可增强清热生津之功，故白虎汤中选为君臣之品。

2. 白虎汤的用药有什么特点？

答：白虎汤的用药特点：①重用辛甘寒之石膏与苦寒质润之知母相配，使清热生津之力倍增。②于寒凉药中配伍补中护胃之粳米、甘草，以防寒凉伤胃，祛邪而不伤正。

3. 为什么说竹叶石膏汤为清补之剂？

答：竹叶石膏汤主治伤寒、温病、暑病余热未清，气津两伤证。气分余热宜清，气津两伤宜补。方中竹叶、石膏清透气分余热，除烦止渴；人参、麦冬补气养阴生津；半夏降逆和胃止呕，甘草、粳米和脾养胃。全方清热与益气养阴并用，祛邪扶正兼顾，故称"清补之剂"。

4. 清气分热的竹叶石膏汤为什么用辛温的半夏？

答：竹叶石膏汤取清热生津药与益气养阴药并用，用少量温燥之半夏，配入清热生津药中，则温燥之性去，而降逆之用存，且有助于胃气之转输，使补而不滞。

5. 竹叶石膏汤的配伍有什么特点？

答：竹叶石膏汤由白虎汤变化而来，由大寒之方变为清补之剂。其配伍特点：①清补并用，以清热除烦为主，与补益气阴并用，祛邪扶正兼顾，补虚不恋邪，邪去正亦复。②寒凉清热中兼和胃降逆，固护胃气。从而清而不寒，补而不滞，对热病后余热未清，气阴皆伤的虚中夹实之证，最为适宜。

6. 何为透热转气？代表方是什么？

答：叶天士所谓"入营犹可透热转气"，其意是说邪热入营，可使营分热邪透出气分而解。"透热转气"的目的是为了防止营分邪热进一步内陷,造成热闭心包或热盛动血之证。清营解毒之中,伍以轻宣透热之品,是透热转气之法。借其辛凉透散之势,引导营热从外而解。体现"透热转气"法的代表方是清营汤。

7. 清营汤中配伍银花、连翘的意义是什么?

答:清营汤功能清营解毒,透热养阴,主治热入营分证。温邪初入营分,用金银花、连翘清热解毒,轻清透泄,使营分热邪有外达之机,促其透出气分而解,此即"入营犹可透热转气"之具体应用。

8. 为什么当"舌白滑"时不可使用清营汤?

答:清营汤原著说:"苔白滑者,不可与也",苔白滑为湿郁,不可与清营汤,是为了防养阴生津滋腻而助湿留邪。因为清营汤方中生地、玄参、麦冬养阴生津兼顾营阴之耗损。因此当舌苔白滑、灰滑、淡黄而滑时均不宜使用。必须是舌绛而干,可使用本方。

9. 清营汤中为什么配伍丹参?

答:清营汤中配伍丹参:一为清热凉血,助主药犀角清心安神;二为活血散瘀,防血与热结。叶天士曰:"热病用凉药,须佐以活血之品,始不致有冰伏之虞,盖凡大寒大热病后,脉络之中,必有推荡不尽之瘀血,若不驱除,新生之血不能流通,元气终不能复,甚有转为营损者"。由此可见,清营汤中用丹参有祛瘀生新的意义。

10. 犀角地黄汤配伍赤芍、丹皮的意义？

答：犀角地黄汤主治热入血分所致的热扰心神，身热谵语；热伤血络导致的各种出血、发斑及蓄血瘀热，喜忘如狂等。其病机为血分热毒较重，营血耗伤，血行涩滞之象。治当清热解毒，凉血散瘀为法。方中配伍丹皮、赤芍，功能清热凉血，活血散瘀；与犀角、生地同用，构成凉血与活血散瘀并用，但以凉血解毒为主的配伍形式。散瘀则可促进热邪之清解，体现叶天士所谓"入血就恐耗血动血，直须凉血散血"。

11. 犀角地黄汤的配伍特点是什么？

答：犀角地黄汤的配伍特点是：①于清热之中兼以养阴，使热清血宁而无耗血动血之虑。②凉血与散血并用，凉血止血又无冰伏留瘀之弊。

12. 举方说明何谓苦寒直折？

答：属清法范畴，即用苦寒药泄热降火的治法。火性炎上，苦味能降能泄，寒性能清热降火；针对里热壅盛病证，用苦寒药清其火热，折其亢盛，降泄上炎之火，称为苦寒直折。方如黄连解毒汤，其配伍特点是集大苦大寒药于一方，直折三焦实热火毒。

13. 黄连解毒汤主治是什么？分析其用药配伍意义？

答：黄连解毒汤主治三焦火毒证。症见大热烦燥，口燥咽干,错语不眠;热病吐衄,热甚发斑,或身热下利,湿热黄疸;或热毒痈疡疔毒,小便黄赤;舌红苔黄,脉数有力等。治当泻火解毒。方中用大苦大寒的黄连为君,清泻心火,兼泻中焦之火。臣以黄芩清上焦之火。佐以黄柏泻下焦之火;栀子清泻三焦之火,导热下行,引邪热从小便而出。四药合用,苦寒直折,三焦之火邪去而热毒解,诸症可愈。

14. 举方说明何谓以泻代清?

答:用泻下药治疗里热证的一种治法。针对里热病证,可用清热药和泻下药配合同用,配伍泻下药的目的是为了清泄里热,这种治法称为"以泻代清"。方如凉膈散用大黄、芒硝、甘草泻火通便,清泄中上二焦实火。

15. 分析凉膈散的配伍特点,方中配伍大黄、芒硝意义何在?

答:凉膈散具有清上与泻下并行、以泻代清的配伍特点,是治疗上中二焦邪郁生热证之常用方。方中配伍大黄、芒硝泻火通便,以荡涤中焦燥热内结,但泻下是为清泄胸膈郁热而设,意在"以泻代清"。

16. 清瘟败毒饮由哪些基础方相合加减而成?

答:清瘟败毒饮由白虎汤、犀角地黄汤、黄连解毒汤三方相合加减而成。其中用石膏、知母、甘草,是取法于白虎汤;用犀角、生地、赤芍、丹皮,是取法于犀角地黄汤;用黄连、黄芩、栀子,是取法于黄连解毒汤;三方相合,再加连翘、玄参、竹叶、桔梗而成。

17. 普济消毒饮的主治病症是什么? 方中黄芩、黄连配伍升麻、柴胡的意义是什么?

答:普济消毒饮主治大头瘟,症见恶寒发热,头面红肿掀痛,目不能开,咽喉不利等。系风热疫毒,壅滞上焦而成。方中重用酒连、酒芩清热泻火,祛上焦头面热毒为君药,配伍升麻、柴胡疏散风热,并引诸药上达头面,且寓"火郁发之"之意,功兼佐使之用。

18. 仙方活命饮主治何证? 方中为什么配伍辛散的白芷、防风?

答:仙方活命饮主治阳证痈疡肿毒初起。症见红肿掀痛,身热凛寒,苔薄白或黄,脉数有力。阳证痈疡肿毒初起,治宜清热解毒为主,配合理气活血、消肿散结为法。疮疡初起,其邪多羁留于肌肤腠理之间,故用辛散的白芷、防风相配,通滞散结,助热毒从外透解。

19. 仙方活命饮配伍特点是什么?

答:仙方活命饮配伍以清热解毒,活血化瘀,通经溃坚药为主组成,佐以透表、行气、化痰散结药为组方特点,使未成脓之痈疡肿毒得以消散,脓已成之痈疡肿毒得以溃破。为"疮疡之圣药,外科之首方"。

20. 导赤散配伍特点是什么?

答：导赤散的配伍是以清热利水与养阴药相伍为特点，使利水而不伤阴，养阴而不恋邪，泻火而不伐胃，最宜于小儿心经火热证。

21. 导赤散主治心经火热证，为何方中以生地、木通共为君药？

答：导赤散主治心经火热证，火热上炎则面赤，口舌生疮；火热伤阴则口渴，意欲饮冷；心热下移小肠，泌别失职，乃见小便赤涩刺痛。治宜清心、养阴兼顾，所以方中以生地清心热，滋肾阴；木通上清心经之火，下泄小肠之热，共为君药。

22. 导赤散主治心经火热证，是"实热"还是"虚热"？

答：该方是甘寒清热养阴药配伍苦寒降泄渗利药而成。从用药来看，本证之心经火热证不宜以虚火或实火言之。因为若是心经"实热"，治当苦寒清心泻火为主，而不用养阴滋腻碍邪之品；若是"虚热"，当以甘寒养阴清热为主，而不用苦燥渗利伤阴之品。因此，谓其属"实热"或"虚热"均不妥当。从本方配伍分析，治虚治实皆备，惟《医宗金鉴》所云："水虚火不实者"适宜。

23. 为什么龙胆泻肝汤既可治疗肝胆实火上炎证，又可治疗肝经湿热下注证？

答：龙胆泻肝汤中用大苦大寒的龙胆草，既能泻肝胆实火,又能利肝经湿热,泻火除湿两擅其功为君药。黄芩、栀子苦寒泻火,燥湿清热,加强龙胆草泻火除湿之功,又用泽泻、木通、车前子导湿热从水道而去,故本方既可用治肝胆实火上炎之证,又可用治肝经湿热下注之证。

24. 龙胆泻肝汤中配伍柴胡、当归、生地的意义何在?

答:肝主疏泄,性喜条达,肝经火郁,则不利于肝气的条达,故方用柴胡疏肝解郁,并引诸药入肝以除湿热。肝乃藏血之脏,无论湿热还是实火所伤,阴血亦随之消耗,且方中诸药以苦燥渗利伤阴之品居多,故用当归、生地养血滋阴,使邪去而阴血不伤。

25. 左金丸主治肝火犯胃证,何以佐以辛热的吴茱萸?

答:左金丸主治证的病机为肝郁化火,横逆犯胃;肝胃不和,治宜清泻肝火为主,兼降逆止呕。方中重用苦寒直折的黄连清泻肝火胃热。然气郁化火之证,纯用大苦大寒既恐郁结不开,又虑折伤中阳,故又少佐辛热之吴茱萸,一者疏肝解郁,以使肝气条达,郁结得开;二者和胃降逆,合黄连则标本兼顾;三者反佐以制黄连之寒,使泻火而无凉遏之弊;四者引黄连入肝经,以加强其清泻肝火之功。二药相伍,使肝火得清,胃气得降,则吞酸吐苦等症可愈。

26. 左金丸的配伍特点是什么？

答：左金丸的配伍特点是：①辛开苦降，寒热并投，而以苦寒为主，使泻火而无凉遏之弊。②肝胃同治，而以清肝为主，使肝火得清，则胃气自降。

27. 苇茎汤的配伍特点是什么？

答：苇茎汤是主治热盛于肺，痰瘀交结所致肺痈的常用方。本方配伍特点：集清热、逐瘀、排脓药于一方，使肺热可清，痰瘀可消，肺痈可除。

28. 苇茎汤主治肺痈的组方意义如何？

答：苇茎汤主治热毒壅滞，痰瘀互结的肺痈。治宜清热化痰，逐瘀排脓。方中用苇茎为君药，以清肺热；瓜瓣清热化痰，利湿排脓，与君药相配则清肺宣壅，涤痰排脓；薏苡仁上清肺热排脓，下利肠胃渗湿，共为臣药。桃仁活血祛瘀，可助消痈，为佐药。共奏清热化痰，逐瘀排脓之功。

29. 泻白散配伍特点是什么？

答：泻白散是治疗小儿肺经伏热咳喘的常用方，具有清中有润、泻中有补的配伍特点，体现了照顾小儿稚阴之体以及肺为娇脏、不耐寒热的生理特点，而具有标本兼顾之功。

30. 泻白散为何选用桑白皮、地骨皮清泄肺热？

答:泻白散为治疗肺有伏火郁热之咳嗽的常用方。功能清泻肺热,止咳平喘;方中桑白皮甘寒性降,专入肺经,清泻肺热,平喘止咳,为君药;地骨皮甘寒入肺,可助君药清降肺中伏火,为臣药,二药合用,清中有润,清泻肺热;对小儿肺有伏火,肺热津伤之咳嗽,具有标本兼顾之功。

31. 清胃散为何选用升麻?与黄连配伍的意义如何?

答:清胃散主治胃有积热,循经上扰所致的胃火牙痛、牙宣出血、牙龈红肿溃烂等证。方中用甘辛微寒的升麻,一取其清热解毒,以治胃火牙痛;一取其轻清升散透发,可宣达郁遏的伏火,有"火郁发之"之意。黄连与升麻配伍,黄连得升麻,降中寓升,则泻火而无凉遏之弊;升麻得黄连,则散火而无升焰之虞。二者相辅相成,其清胃之力更佳。

32. 清胃散的配伍特点是什么?

答:清胃散的配伍以苦降泻火热与升散透发热相伍为特点,清散并施,则上炎之火得清,郁遏之伏火得散。

33. 玉女煎主治证的病机是什么?其用药有何特点?

答:玉女煎主治胃热阴虚证,其病机为少阴肾阴不足,阳明胃热有余。方中用辛甘大寒的石膏清阳明有余之火,熟地滋肾水不足;知母助石膏清胃热而止烦渴,助熟地滋养肾阴;麦冬既助熟地滋肾而润胃燥,又可清心除烦;牛膝导热引血下行,且补肝肾,以降上炎之火,止上溢之血。其用药特点为清热与滋阴并进,虚实兼治,以清胃热治实为主,兼滋肾阴补肾水。

34. 玉女煎的配伍特点是什么?

答:玉女煎的配伍是以清胃与滋阴并进,清补并施为特点;一治阳明有余,一治少阴不足,是虚实兼治,标本兼顾,使胃火得清,肾水得补,清火壮水并施,是主治胃热阴虚牙痛之常用方。

35. 葛根芩连汤主治"协热下利"的病机是什么?为什么重用葛根?

答:葛根芩连汤主治的"协热下利",原是外感表证未解,误用攻下,虚其里气,以致表热内陷阳明而下利不止。其病机是伤寒表证未解,邪陷阳明所致,但以里热下利为重,正如尤怡所言:"其邪陷于里者十之七,而留于表者十之三"(《伤寒贯珠集》)。治宜外解肌表之邪,内清肠胃之热。方中用葛根,既能解表退热,又能升发脾胃清阳之气而止下利,故重用为君药。

36. 芍药汤的配伍特点是什么?方中配伍大黄、官桂的作用是什么?

答:芍药汤主治湿热痢疾,其配伍特点为:气血并治,兼以通因通用;寒热共投,侧重于热者寒之。方中配伍苦寒性降的大黄,合黄芩、黄连则清热燥湿之功著,合当归、芍药则活血行气之力彰,导湿热积滞从大便而去,体现"通因通用"之法。方中配伍少量官桂,取其辛热温通之性,既可助当归、芍药行血和营,又可防呕逆拒药,属佐助兼反佐之用。

37. 白头翁汤的配伍特点与证治要点是什么?

答:白头翁汤由白头翁、黄柏、黄连、秦皮组成,集苦寒清热解毒药于一方为配伍特点,方中四药均为苦寒之品,清热解毒,直折热势,以除肠道之热。且君药又可入血分而凉血止痢,全方功能清热燥湿,凉血解毒,为治热毒深陷血分下痢之代表方。以下痢赤多白少,腹痛,里急后重,舌红苔黄,脉弦数为证治要点。

38. 青蒿鳖甲汤主治什么病证? 为何吴瑭说"此方有先入后出之妙"?

答:青蒿鳖甲汤主治温病后期,邪伏阴分,夜热早凉,热退无汗之证。方中鳖甲咸寒,直入阴分,滋阴退热,入络搜邪;青蒿苦辛而寒,其气芳香,清中有透散之力,清热透络,引邪外出。但青蒿不能直入阴分,有鳖甲领之入也;鳖甲不能独出阳分,有青蒿领之出也。两药相配,滋阴清热,内清外透,使阴分伏热有外达之机,此即吴瑭所云:"此方有先入后出之妙"的含义所在。

【方剂歌诀记忆小站】

1. 白虎汤**

白虎汤中石膏知,甘草粳米四般施;阳明大热兼烦渴,清热生津法最宜。

2. 竹叶石膏汤*

竹叶石膏汤人参,麦冬半夏甘草承;再加粳米同煎服,清热益气津自生。

3. 清营汤**

清营汤是鞠通方,邪热入心营血伤;犀角丹玄连地麦,银翘竹叶透热康。

谐音记忆:仙人望莲俏,元旦生冬烛

(犀)角　(银)花　(黄)连　(连翘),

(元)参　(丹)参　(生)地　麦(冬)　(竹)叶心

4. 犀角地黄汤*

犀角地黄芍药丹,热入血分吐衄斑;蓄血留瘀烦如狂,凉血散血症可安。

5. 黄连解毒汤*

黄连解毒汤四味,黄芩黄柏栀子配;大热狂躁呕不眠,吐衄斑黄均可退。

谐音记忆:三房一子

(黄)连　(黄)芩　(黄)柏　栀(子)

6. 凉膈散**

凉膈硝黄栀子翘,黄芩甘草薄荷饶,再加竹叶调蜂蜜,上中郁热服之消。

7. 仙方活命饮**

仙方活命金银花,防芷归陈草芍加,花粉贝母兼乳没,山甲皂刺酒煎嘉。

8. 四妙勇安汤**

四妙勇安用当归,玄参银花甘草随;清热解毒兼活血,热毒脱疽此方魁。

9. 透脓散*

透脓散治毒成脓,芪归山甲皂刺芎;程氏又加银蒡芷,更能速奏溃破功。

10. 普济消毒饮*

普济消毒蒡芩连,甘桔蓝根勃翘玄;升柴陈薄僵蚕入,大头瘟毒服之痊。

11. 导赤散**

导赤生地与木通,草梢竹叶四味共;口糜淋痛小肠火,引热渗入小便中。

谐音记忆:竹杆通地

(竹)叶 生(甘)草梢 木(通) (地)黄

12. 龙胆泻肝汤**

龙胆泻肝栀芩柴,生地车前泽泻偕;木通甘草当归合,肝经湿热力能排。

谐音记忆：车通黄龙山，当地卸柴草

(车)前子　木(通)　(黄)芩　(龙)胆草　(山)栀，

(当)归　生(地)黄　泽(泻)　(柴)胡　生甘(草)

13. 泻白散 *

泻白桑皮地骨皮，粳米甘草扶肺气，清泻肺热平和剂，热伏肺中喘咳医。

谐音记忆：白骨炒米

桑(白)皮　地(骨)皮　甘(草)　粳(米)

14. 苇茎汤

苇茎汤用苡瓜桃，肺部成痈此可消。

15. 清胃散

清胃散中当归连，生地丹皮升麻全，或加石膏泻胃火，口疮牙宣均能痊。

谐音记忆：麻皮当皇帝

升(麻)　地丹(皮)　(当)归　(黄)连　生(地)

16. 玉女煎

玉女煎用熟地黄，膏知牛膝麦冬襄，清胃滋阴效力强，牙痛齿衄宜煎尝。

17. 葛根芩连汤 *

葛根黄芩黄连汤，再加甘草共煎尝；邪陷阳明协热利，清里解表保安康。

18. 芍药汤 **

芍药汤内用槟黄,芩连归桂草木香,重在调气兼行血,里急便脓自然康。

谐音记忆:秦香莲当兵,将军要炒肉

黄(芩)　木(香)　黄(连)　(当)归　(槟)榔,

大黄(将军)　芍(药)　甘(草)　(肉)桂

19. 白头翁汤

白头翁治热毒痢,黄连黄柏佐秦皮,清热解毒并凉血,赤多白少脓血医。

20. 青蒿鳖甲汤**

青蒿鳖甲知丹地,热伏阴分脉数细;夜热早凉无汗出,养阴透热此方宜。

21. 左金丸**

左金连萸六比一,胁痛吞酸悉能医,再加芍药名戊己,专治泄痢痛在脐。

22. 泻黄散*

泻黄甘草与防风,石膏栀子藿香充,蜜酒炒香调和服,脾胃伏火发之用。

【思考题】

1. 比较白虎汤与竹叶石膏汤在组成、功用、主治及药物配伍方面的异同。

答:白虎汤与竹叶石膏汤均用石膏清热生津,炙甘草、粳米益胃生津;均能清热生津,可用于治疗身热汗出,口渴欲饮的气分热证。

不同点在于:白虎汤中石膏与知母相须为用,增强清热生津之功;竹叶石膏汤中用竹叶配石膏清透气分余热,除烦止渴,配人参、麦冬补气养阴生津,半夏降逆和胃止呕逆,具有清补两顾之功。白虎汤主治阳明气分热盛证,以身大热、汗大出、口大渴,脉洪大有力为辩证要点;竹叶石膏汤主治伤寒、温病、暑病余热未清,气津两伤证,以身热多汗,气逆欲呕,烦渴喜饮,舌红少津,脉虚数为辨证要点。

2. 试述清营汤与犀角地黄汤在组成、功用、主治及药物配伍方面的异同。

答:清营汤与犀角地黄汤相同点:组成上均有犀角、生地,均能清热解毒,治疗热入营血证。

二方不同点:清营汤组成中还有玄参、银花、连翘、竹叶、黄连、丹参,有透热养阴之功,主治热邪初入营分,尚未动血之证,以身热夜甚,神烦少寐,斑疹隐隐,舌绛而干,脉数为辩证要点。犀角地黄汤中还有赤芍、丹皮,有凉血散瘀之功。主治热入血分证,以各种热迫血行,吐衄发斑,神昏谵语,身热烦躁,身热舌绛为辩证要点。清营汤在清热凉血中伍以银花、连翘等轻清宣透之品,寓有"入营犹可透热转气"之意。犀角地黄汤中配伍赤芍、丹皮泄热散瘀,寓有"凉血散血"之意。

3. 犀角地黄汤与黄连解毒汤均治"吐衄、发斑",其病机、治法、用药有何不同?

答:犀角地黄汤与黄连解毒汤虽均治"吐衄、发斑",但吐衄发斑的病机不同,治法、用药也不同。

犀角地黄汤适用于热入血分而见耗血、动血之证,治宜清热解毒,凉血散瘀;以犀角、生地配伍活血散瘀的赤芍、丹皮,使热清血宁而无耗血动血之虑,凉血止血又无冰伏留瘀之弊。黄连解毒汤适用于三焦火毒炽盛证,治宜苦寒直折,泻火解毒。用苦寒的黄芩、黄连、黄柏、栀子四药相合,苦寒直折三焦的实热火毒。

4. 黄连、吴茱萸在左金丸、戊己丸、香连丸中的用量比例及临床应用上有何不同?

答:左金丸、戊己丸、香连丸都有黄连、吴茱萸;左金丸中黄连六倍于吴茱萸,重在清泻肝火,降逆止呕,主治肝火犯胃之胁肋胀痛,嘈杂吞酸,呕吐口苦;戊己丸伍用白芍缓急止痛,且三药等量,主治肝脾不和之胃痛吞酸,腹痛泄泻;香连丸连、萸同炒后去吴茱萸,且黄连倍于吴茱萸,意在清热燥湿为主,加木香以行气止痛,主治湿热痢疾,脓血相兼,腹痛里急后重着。

5. 清胃散与玉女煎同治牙痛齿衄,其用药和临床应用如何区别?

答:清胃散与玉女煎虽然同治牙痛齿衄,但清胃散重在清胃火,以黄连为君药,配伍升麻升散解毒,兼用生地、丹皮等凉血散瘀,功能清胃凉血。玉女煎清胃滋阴,以石膏为君药,配伍熟地、知母、麦冬等滋阴之品,功能清胃热为主,而兼滋肾阴。清胃散适用于胃火炽盛的牙痛、牙宣等症,以牙痛牵引头痛,口气热臭,舌红苔黄,脉滑数为辨证要点;玉女煎适用于胃火旺而肾水不足的牙痛及牙宣诸症,以牙痛齿松,烦热干渴,舌红苔黄而干为辨证要点。

6. 葛根芩连汤、芍药汤与白头翁汤均为治痢良方,三方在临床上如何鉴别应用?

答:葛根芩连汤、芍药汤与白头翁汤三方均为治痢良方,葛根芩连汤主治因伤寒表证未解,邪陷阳明所致得协热下利,以身热下利,苔黄脉数为辨证要点;白头翁汤主治热毒血痢,乃热毒深陷血分,以腹痛,里急后重,肛门灼热,下痢脓血,赤多白少,舌红苔黄,脉弦数为辨证要点;芍药汤主治湿热痢而兼气血瘀滞证,以腹痛,大便脓血,赤白相兼,里急后重,舌苔黄腻,脉弦数为辨证要点。

7. 试述黄芩在小柴胡汤、蒿芩清胆汤、黄连解毒汤、龙胆泻肝汤、葛根芩连汤、芍药汤中的配伍意义。

答:小柴胡汤主治伤寒少阳证,方中黄芩为臣药,功能清泄少阳半里之热,与柴胡配伍,是和解少阳的基本配伍;蒿芩清胆汤主治少阳湿热证,方中黄芩善清胆热,并能燥湿,与青蒿合用,既可内清少阳湿热,又能透邪外出,共为君药;黄连解毒汤主治三焦火毒证,方中用黄芩清上焦之火,为臣药,与黄连、黄柏相配,分泄上、中、下三焦之火;龙胆泻肝汤主治肝胆实火上炎、肝经湿热下注证,方中黄芩苦寒泻火,燥湿清热,与栀子同用,以加强龙胆草泻火除湿之力,为臣药;葛根芩连汤主治协热下利,方中黄芩与黄连相合为臣,清热燥湿,厚肠止痢;芍药汤主治湿热痢疾,方中黄芩性味苦寒,入大肠经,功擅清热燥湿解毒,以除致病之因,与黄连共为君药,与当归、白芍、木香、槟榔等药配伍同用,共奏清热燥湿,调气和血之功。

第五章 ◦ 祛暑剂

【重点直达】

1. 熟悉祛暑剂的概念、适用范围及使用注意。

(1) 概念:凡以祛暑药为主组成,凡具有祛除暑邪作用,用以治疗暑病的方剂,统称祛暑剂。

(2) 适应范围:夏月暑热证。

(3) 注意事项:

1)暑多挟湿者,每宜配伍祛湿药物。

2)暑重湿轻者,则湿易从火化,祛湿之品不宜过于温燥,以免耗伤气津。

3)湿重暑轻,则暑为湿遏,甘寒之品又当慎用,以免阴柔碍湿。

2. 掌握香薷散。

方　名	功效特点	主治应用
香薷散 《太平惠民 和剂局方》	祛暑解表,化湿和中	阴暑证。恶寒发热,胸闷,头重身痛,无汗,苔白腻,脉浮

3. 熟悉六一散、清暑益气汤。

方　名	功效特点	主治应用
六一散 《黄帝素问 宣明论方》	清暑利湿	①暑湿证。身热烦渴,小便不利。②膀胱湿热,小便淋痛
清暑益气汤 《温热经纬》	清热益气,养阴生津	暑热耗气伤津证。身热汗多,口渴心烦,体倦少气,脉象虚数

【释难解疑】

1. 香薷散主治证的病机是什么? 其治法、用药有何特点?

答:香薷散主治阴暑。该病证是由夏月乘凉饮冷,以致外感风寒,内伤寒湿所致。治宜外散肌表之寒湿,内化脾胃之湿滞,内外兼顾是本方的治法特点。方中香薷解表散寒,祛暑化湿,以祛在表之寒邪;厚朴行气化湿,和中除满;白扁豆健脾和中,兼能化湿消暑;入酒少许,温散以助药力。三药合用,共奏祛暑解表,化湿和中之效。

2. 六一散组成的用量比例及其配伍意义是什么?

答:六一散是主治暑湿及湿热壅滞所致小便不利的基础方,由滑石、甘草两味药组成,滑石量六倍于甘草,重在清利,清解暑热,渗湿利水;因配用少量甘草,则可增其清热祛暑之功,既利水渗湿而不伤津,又防其质重性寒而伐胃。药虽两味,合而成方,药性平和,可使暑湿得解,正气无伤。

3.《温热经纬》清暑益气汤为何以西瓜翠衣、西洋参为君药?

答:《温热经纬》清暑益气汤具有清暑益气,养阴生津功效,为治疗暑热之证兼有气阴两伤之常用方。方中用西瓜翠衣清解暑热;西洋参益气养阴生津;两药配伍,具清暑热而益气阴之功,故共为本方君药。

【方剂歌诀记忆小站】

1. 香薷散**

香薷散中扁豆朴,祛暑解表化湿阻,易豆为花加银翘,新加香薷治阴暑。

2. 六一散**

六一散是暑月宝,六份滑石一份草;身热烦渴溺赤

涩,暑湿为病此方好;

加入辰砂名益元,兼能镇心亦有效;或加青黛名碧玉,目赤咽痛俱能消。

加入薄荷名鸡苏,暑湿风热并能疗。

3. 清暑益气汤 **

王氏清暑益气汤,暑热气津已两伤,

洋参麦斛粳米草,翠衣荷连知竹尝。

【思考题】

1. 六一散的组成、功用及主治是什么? 临床的主要衍生方剂有哪些?

答:六一散由滑石、甘草组成,功用清暑利湿,主治暑湿证,症见身热烦渴,小便不利,或泄泻。亦治膀胱湿热所致之小便赤涩淋痛等。临床主要衍生方剂有:益元散,即六一散加朱砂,功能清暑利湿,兼以宁心安神,主治暑湿证兼心悸怔忡,失眠多梦者;碧玉散,即六一散加青黛,功能清暑利湿,兼可清泻肝胆郁火,主治暑湿证兼有肝胆郁热者;鸡苏散,即六一散加薄荷,功能清暑利湿,兼可疏风解表,主治暑湿证兼微恶风寒等表证者。

2. 《温热经纬》清暑益气汤与《脾胃论》的清暑益气汤有何异同?

答:《温热经纬》清暑益气汤与《脾胃论》清暑益气汤,均有清暑益气的作用,同治暑病兼气虚之证。《温热经纬》清暑益气汤中用西洋参、石斛、麦冬、黄连、竹叶、荷梗、知母、甘草、粳米、西瓜翠衣,于清暑益气之外,还可养阴生津,宜于治疗暑热气阴两伤证;《脾胃论》清暑益气汤中用黄芪、苍术、升麻、人参、泽泻、炒曲、橘皮、白术、麦门冬、当归身、炙甘草、青皮、黄柏、葛根、五味子,清暑生津之力不强,侧重于益气健脾燥湿,故较适宜治疗元气本虚,伤于暑湿之证。

第六章 ◦ 温里剂

【重点直达】

1. 熟悉温里剂的概念、适用范围、分类及使用注意。

（1）概念：凡以温热药为主组成，具有温里助阳，散寒通脉等作用，治疗里寒证的方剂，统称温里剂。立法依据："寒者热之"、"治寒以热"（《素问·至真要大论》）。

（2）适应范围：

里寒证
- 中焦虚寒——脘腹冷痛，吐利不渴。
- 阳衰阴盛——四肢厥逆，神衰欲寐。
- 亡阳欲脱——恶寒倦卧，厥、利、脉微，唇指青紫。
- 寒凝经脉——血虚寒厥，阴疽。

（3）分类：

1）温中祛寒—中焦虚寒证。

2)回阳救逆—阳衰阴盛证,或亡阳欲脱证。

3)温经散寒—寒凝经脉证。

(4)注意事项:

1)阴寒内盛,易伤阳气,故多配伍补气药物,温补并用。

2)应注意辨清寒热之真假,真热假寒证禁用。

3)平素阴虚或失血之体,本类方剂须慎用。

4)阴寒太盛,或真寒假热,入口即吐者,可少佐寒凉之品,也可热药冷服。

5)注意药物用量,因人、因时、因地制宜。

2. 掌握理中丸、小建中汤、四逆汤、当归四逆汤、阳和汤。

(1)温中祛寒剂表:

方　名	功效特点	主治应用
理中丸 《伤寒论》	温中祛寒,补气健脾	脾胃虚寒证;阳虚失血;小儿慢惊;病后喜唾涎沫;胸痹由脾胃虚寒所致
小建中汤 《伤寒论》	温中补虚,和里缓急	中焦虚寒,肝脾不和证。脘腹拘急疼痛,时轻时重,喜温喜按;或心悸,虚烦不宁;或四肢酸楚,手足烦热

（2）回阳救逆剂表：

方　名	功效特点	主治应用
四逆汤《伤寒论》	回阳救逆	①心肾阳衰之寒厥证。②误汗亡阳

（3）温经散寒剂表：

方　名	功效特点	主治应用
当归四逆汤《伤寒论》	温经散寒，养血通脉	①血虚寒厥证。手足厥寒，脉沉细欲绝。②寒凝经脉，血行不畅，腰、腿、股、足、肩臂疼痛
阳和汤《外科证治全生集》	温阳补血，祛痰通络，散寒通滞	阴疽。患处漫肿无头，皮色不变，酸痛无热

3. 熟悉吴茱萸汤。

方　名	功效特点	主治应用
吴茱萸汤《伤寒论》	温中补虚，降逆止呕	肝胃虚寒，浊阴上逆证。食后欲吐，或巅顶头痛，干呕吐涎沫，畏寒肢凉，甚则手足逆冷

【释难解疑】

1. 理中丸主治脾胃虚寒证,为何配伍燥湿药?

答:本方主治脾胃虚寒证,故以干姜、人参温补并行,但脾为湿土,中虚不运,必生寒湿,脾喜燥而恶湿,故以甘苦温燥之白术,燥湿健脾,健运中州,以投脾之所喜。

2. 理中丸用药配伍特点是什么?

答:本方用药仅四味,干姜配人参,温补并行而以温为主;干姜配白术,温中燥湿为脾之所喜;人参配白术,补气燥湿,以助脾之运化。全方温、补、燥并行不悖,是治疗脾胃虚寒、脾失健运的基础方。

3. 理中丸为何又名"人参汤"?

答:本方《伤寒论》中原为丸剂,名理中丸。但仲景明示本方可丸可汤。本方在《金匮要略》中为汤剂,称为"人参汤",用治中焦阳虚不运,阴寒阻滞胸中,阴乘阳位之胸痹证,因其病急,故改丸为汤,取其效速。

4. 小建中汤的配伍特点是什么?

答:本方由桂枝汤倍芍药,重加饴糖而成。方中以甘温质润的饴糖,配桂枝辛甘化阳;芍药配甘草酸甘化阴。六味配合的配伍特点,是于辛甘化阳之中,又具酸甘化阴之用,阴阳相生,营卫调和,共奏温中补虚缓急之功。

5. 小建中汤为何既有温中补虚,缓急止痛之功,又有调和阴阳,柔肝理脾之用?

答:小建中汤重用甘温质润的饴糖温补中焦,缓急止痛。辛温的桂枝温阳气,祛寒邪;倍用酸甘的白芍养营阴,缓肝急,止腹痛。生姜温胃散寒,大枣补脾益气。炙甘草益气和中,调和诸药。其中饴糖配桂枝,辛甘化阳,温中焦而补脾虚;芍药配甘草,酸甘化阴,缓肝急而止腹痛。桂枝配芍药、生姜伍大枣,都有调和营卫阴阳之功,故小建中汤既有温中补虚,缓急止痛之功,又有调和阴阳,柔肝理脾之用。

6. 吴茱萸汤主治何证?

答:吴茱萸汤所治有阳明、少阴、厥阴之别,一为阳明胃中虚寒,食后泛泛欲吐,或呕吐酸水,二为厥阴肝寒犯胃,干呕,或吐清涎冷沫,胸满脘痛,巅顶头痛;三为少阴水寒侮土,吐利烦躁,畏寒肢冷,甚者手足厥冷等。三者证候虽殊,性质皆属虚寒,且皆有呕吐一症,中焦虚寒,浊阴上逆病机为三者之关键。

7. 吴茱萸汤为何重用生姜?

答:本方主治见症均与胃寒呕吐有关,系中焦虚寒,浊阴上逆所致,治宜温中补虚、降逆止呕,方中君药吴茱萸味辛性热,归肝肾脾胃经,既可温胃暖肝以祛寒,又可和胃降逆以止呕,更可温肾以止吐利,一药而三病皆宜。

方中重用生姜则可温胃散寒,降逆止呕,与君药吴茱萸相配,温中降逆之力更甚。

8. 四逆汤主治何证? 方中配伍炙甘草的意义何在?

答:四逆汤主治心肾阳衰寒厥证。症见四肢厥逆,恶寒蜷卧,神衰欲寐,面色苍白,腹痛下利,呕吐不渴,舌苔白滑,脉微细。方中配伍炙甘草的意义有三:一则益气补中,使全方温补结合,以治虚寒之本;二则甘缓姜、附峻烈之性,使其破阴回阳而无暴散之虞;三则调和药性,并使药力作用持久,是为佐药而兼使药之用。

9. 四逆汤回阳救逆的基本配伍是何药?

答:本方以生附子为君药,温壮元阳,破散阴寒,以救助心肾衰竭之阳气,是回阳救逆的重要药物;臣以辛热之干姜,温中焦,散阴寒,以固守后天之本。生附子与干姜相配,一温先天以助后天,一暖后天以养先天,相须为用,是回阳救逆的基本配伍。

10. 当归四逆汤主治何病证? 方中为何重用大枣?

答:当归四逆汤治疗营血虚弱,阳气不足,四末失于温煦濡养的血虚寒厥证;或腰、股、腿、足、肩臂疼痛,兼见畏寒肢冷者。全方有温经散寒,养血通脉之效,方中重用大枣既合当归、白芍以补营血之虚,又防桂枝、细辛燥烈太过,而伤及阴血。

11. 当归四逆汤的配伍特点是什么？

答：当归四逆汤中用当归、芍药、炙甘草、大枣等温养血脉药，与桂枝、细辛等温经散寒通脉药合用，既补已虚之营血，又祛经脉之寒凝，温阳与散寒并用，养血与通脉兼施，温而不燥，补而不滞，共奏温经通脉之功。

12. 阳和汤主治阴疽的机制何在？

答：阴疽一证多由素体阳虚，营血不足，寒凝痰滞，痹阻于肌肉、筋骨、血脉而成。治当温阳补血，散寒通滞。方中重用熟地黄温补营血，填精补髓；鹿角胶温肾阳，益精血。二药合用，温阳补血。肉桂、姜炭温阳散寒，温通血脉。白芥子达皮里膜外，温化寒痰，通络散结；少量麻黄宣通毛窍，开腠理，散寒凝。全方温阳与补血并用，祛痰与通络相伍，使阳虚得补，营血得充，寒散滞通，则阴破阳回，阴疽可治。

13. 阳和汤中为何重用熟地而轻用麻黄？

答：阳和汤所治阴疽一证多由素体阳虚，营血不足，寒凝痰滞，痹阻于肌肉、筋骨、血脉而成。治宜温阳补血，散寒通滞，方中熟地温补营血，填精补髓以治营血不足之本，故与鹿角胶重用为君药；麻黄辛温达卫，宣通毛窍，开腠理，散寒凝之标，故轻用少量为佐药。

14. 阳和汤的配伍特点是什么？

答：本方用温阳补血药与辛散行滞药相伍，补中有散,温中有润,使全方补而不滞,温而不燥,补不敛邪,散不伤正。

【方剂歌诀记忆小站】

1. 理中丸**

理中丸主温中阳,人参白术草干姜,呕利腹痛阴寒盛,或加附子更扶阳。

2. 小建中汤**

小建中汤芍药多,桂枝甘草姜枣和,更加饴糖补中气,虚劳腹痛服之瘥。

简易记忆:桂枝汤倍芍药重用胶饴

3. 四逆汤**

四逆汤中附草姜,阳衰寒厥急煎尝;脉微吐利阴寒盛,回阳救逆赖此方。

4. 当归四逆汤**

当归四逆芍桂枝,细辛草枣通草施,血虚寒厥四末冷,温经通脉最相宜。

简易记忆:桂枝汤去生姜,倍大枣再加"当心痛"(当归、细辛、通草)

5. 阳和汤**

阳和汤法解寒凝,贴骨流注鹤膝风,熟地鹿胶姜炭桂,麻黄白芥甘草从。

谐音记忆:芥末炒酱熟鹿肉

白(芥)子　(麻)黄　生甘(草)　(姜)炭　(熟)地
(鹿)角胶　(肉)桂

6. 吴茱萸汤 **

　　吴茱萸汤参枣姜,肝胃虚寒此方良,中焦寒呕少阴
利,厥阴头痛亦堪尝。

【思考题】

**1. 小建中汤与桂枝汤在立法、组成及功用、主治方
面有何异同?**

　　答:小建中汤是由桂枝汤倍芍药,重用饴糖而成,两
方在组成上均有桂枝、白芍、生姜、大枣、甘草。桂枝汤
依据“其在皮者,汗而发之”立法,属“八法”中的汗法,方
中以桂枝为君,具有解肌发表,调和营卫之功。主治营
卫不和的外感风寒表虚证,临床应用以发热,汗出恶风,
脉浮缓为辨证要点。

　　小建中汤依据“寒者热之”立法,属“八法”中温法,
方中以饴糖为君,意在温中补脾,缓急止痛,又用桂枝温
阳气,倍芍药益阴缓急,是辛甘与酸甘相配,具有温中补
虚,和里缓急之功;纯为中焦虚寒,肝脾不和证而设。临
床应用以腹中拘急疼痛,喜温喜按,舌淡,脉细弦为辨证
要点。

2. 吴茱萸汤与理中丸的异同何在?

　　答:吴茱萸汤与理中丸均能温中祛寒,用治中焦虚

寒证。吴茱萸汤除用人参,还配以吴茱萸、生姜、大枣,还具有降逆止呕之功;主治以肝胃虚寒,浊阴上逆证为主,临床应用以食后欲吐,或巅顶头痛,干呕吐涎沫,畏寒肢凉,舌淡苔白滑,脉弦细而迟为辨证要点。

理中丸则以人参配伍干姜、白术、甘草同用,补气健脾之功较佳。主治中焦脾胃虚寒证,临床应用以脘腹冷痛,呕吐便溏,畏寒肢冷,舌淡苔白,脉沉细为辨证要点,另外还可治疗阳虚失血证,及脾胃虚寒所致的胸痹,病后多涎唾或小儿慢惊等。

3. 四逆散、四逆汤、当归四逆汤均治"四逆",其病机与临床证候有何区别?

答:四逆散、四逆汤、当归四逆汤三方均以"四逆"命名,主治证中皆有"四逆"症状,但其病机与临床证候却迥然有别。四逆散证是因外邪传经入里,阳气被郁不达四末所致,故其逆冷仅在肢端,不过肘、膝,尚可见身热、脉弦等症;四逆汤之厥逆是因阴寒内盛,阳气衰微,无以温煦,故四肢厥冷,其厥逆严重,冷过肘膝,并伴有神衰欲寐、腹痛下利、脉微欲绝等症;当归四逆汤之手足厥寒是血虚受寒,寒凝经脉,血行不畅所致,因其寒邪在经不在脏,故肢厥程度较四逆汤证为轻,脉沉细或细而欲绝或见腰、腿、股、足、肢体肩臂疼痛等症。

4. 阳和汤和仙方活命饮皆治疮疡,用药治法有何

不同?

答:阳和汤和仙方活命饮虽皆治疮疡,但其用药、治法不同。阳和汤主治阴疽,症见患处漫肿无头,皮色不变,酸痛无热,口中不渴,舌淡苔白,脉沉细或迟细。其病机为素体阳虚,营血不足,寒凝痰滞,痹阻肌肉、筋骨、血脉而成。治宜温阳补血,散寒通滞。用药以温阳散寒药(鹿角胶、肉桂、姜炭)与温补营血药(熟地)并用,温化寒痰药(白芥子)与辛温达卫、宣通毛窍药(麻黄)相伍,使阳虚得补,营血得充,寒痰得除。

仙方活命饮主治阳证痈疡肿毒初起,症见红肿焮痛,或身热凛寒,苔薄白或黄,脉数有力。其病机为热毒壅聚,气滞血瘀痰结而成,治宜清热解毒,消肿溃坚,活血止痛。用药以清热解毒药(银花、生甘草),活血化瘀药(当归尾、赤芍、乳香、没药),通经溃坚药(穿山甲、皂刺)为主,佐以透表药(防风、白芷)、行气药(陈皮)、化痰散结药(贝母、天花粉),使热清毒解、瘀散肿消。

第七章 ◦ 补益剂

【重点直达】

1. 补益剂的概念、适应范围、分类及使用注意。

(1) 概念：凡用补益药为主组成，具有补养人体气、血、阴、阳等作用，主治多种虚证的方剂，统称为补益剂。立法依据："虚者补之"(《素问·三部九候论》)，"损者益之"(《素问·至真要大论》)。

(2) 适应范围：虚证。

1)气虚——倦怠乏力，少气懒言，语音低微，动则气促，面色萎白，食少便溏。

2)血虚——面色萎黄，头晕目眩，唇爪色淡，心悸，失眠。

3)气血两虚——面色无华，头晕目眩，心悸怔忡，食少倦怠，气短懒言。

4)阴虚——形体消瘦，头晕耳鸣，潮热颧红，五心烦热,盗汗失眠,腰酸遗精,咳嗽咯血,口燥咽干。

5)阳虚——面色苍白,形寒肢冷,腰膝酸痛,下肢软弱无力,小便不利,或小便频数,男子阳痿早泄,女子宫寒不孕。

6)阴阳两虚——头晕目眩,腰膝酸软,阳痿遗精,畏寒肢冷,自汗盗汗,午后潮热。

(3) 分类:

1)补气——脾肺气虚证。

2)补血——血虚病证。

3)气血双补——气血两虚证。

4)补阴——阴虚病证。

5)补阳——肾阳虚证。

6)阴阳并补——阴阳两虚证。

(4) 注意事项:

1)辨清虚证的性质和具体病位,分清气、血、阴、阳不足与脏腑虚损的部位。

2)辨别虚实的真假,《景岳全书》:"至虚之病,反见盛势;大实之病,反有羸状。"

3)要注意脾胃功能,补益药易于壅中滞气,如脾胃功能较差,可适当加入理气醒脾药,使之补而不滞。

4)注意煎服法,宜慢火久煎;服药时间以空腹或饭前为佳,若急证则不受此限。

2. 掌握四君子汤、参苓白术散、补中益气汤、生脉散、完带汤、四物汤、当归补血汤、归脾汤、炙甘草汤、六味地黄丸、大补阴丸、一贯煎、肾气丸。

（1）补气剂表：

方　名	功效特点	主治应用
四君子汤《圣济总录》	益气健脾	脾胃气虚证。面色萎白，语声低微，气短乏力，食少便溏，舌淡苔白，脉虚无力
参苓白术散《太平惠民和剂局方》	益气健脾，渗湿止泻。体现"培土生金"治法	脾胃气虚挟湿证
补中益气汤《内外伤辨惑论》	补中益气，升阳举陷。并能甘温除热	①脾胃气虚证。②气虚下陷证。③气虚发热证
生脉散《医学启源》	益气生津，敛阴止汗。气阴双补，补敛同用。重在补气，兼以养阴，佐以敛肺	①温热、暑热，耗气伤阴证。②久咳伤肺，气阴两虚证
完带汤《傅青主女科》	补脾疏肝，化湿止带。培土抑木，肝脾同治	脾虚肝郁，湿浊带下

（2）补血剂表：

方　名	功效特点	主治应用
四物汤《仙授理伤续断秘方》	补血调血	营血虚滞证。心悸失眠，头晕目眩，面色无华及妇人月经不调
当归补血汤《内外伤辨惑论》	补气生血	①血虚阳浮发热证。肌热面赤，脉大而虚，重按无力。②妇人经期、产后血虚发热头痛。③疮疡溃后，久不愈合者
归脾汤《正体类要》	益气补血，健脾养心。心脾同治，气血并补	①心脾气血两虚证。②脾不统血证。便血及崩漏，舌淡，脉细弱

（3）气血双补剂表：

方　名	功效特点	主治应用
炙甘草汤（复脉汤）《伤寒论》	益气滋阴，通阳复脉。阴阳气血并补之剂	①阴血阳气虚弱，心脉失养证。脉结代，心动悸。②虚劳肺痿

（4）补阴剂表：

方　名	功效特点	主治应用
六味地黄丸 《小儿药证直诀》	滋补肝肾	①肝肾阴虚证。②小儿囟门不合
大补阴丸 《丹溪心法》	滋阴降火	阴虚火旺证。骨蒸潮热，舌红少苔，尺脉数而有力
一贯煎 《续名医类案》	滋阴疏肝	肝肾阴虚，肝气郁滞证。脘胁疼痛，吞酸吐苦，舌红少津，脉虚弦

（5）补阳剂表：

方　名	功效特点	主治应用
肾气丸 《金匮要略》	补肾助阳	肾阳不足证。腰痛脚软，小便不利或反多。痰饮，水肿，消渴，脚气，转胞

3. 熟悉玉屏风散、地黄饮子。

方 名	功效特点	主治应用
玉屏风散 《医方类聚》	益气固表止汗	①表虚自汗证。汗出恶风,脉浮虚。②卫表虚弱,易感风邪证
地黄饮子 《圣济总录》	滋肾阴,补肾阳,开窍化痰。阴阳并补,上下同治	下元虚衰,痰浊上泛之喑痱

【释难解疑】

1. 四君子汤为何要配伍祛湿药?

答:四君子汤为益气健脾之方,主治脾胃气虚证。然由于脾为后天之本,若脾虚失运,胃纳不振,湿自内生。脾喜燥而恶湿,湿阻脾滞,湿祛脾运。故方中除用人参益气健脾,又用白术健脾燥湿、茯苓甘温渗湿,使脾不为湿所困,又使湿不内生。益气健脾与祛湿药相得益彰,益气之功更著。

2. 何谓培土生金?举方说明。

答:培土生金即补脾以益肺,属于“虚者补其母”的间接补益方法。脾为土脏,肺为金脏,脾土肺金为相生之脏,通过培补脾土,可达到治疗肺脏亏虚的目的,方如参苓白术散以四君子汤平补脾胃之气，加入扁豆、薏苡仁、山药健脾渗湿，莲子配砂仁既可健脾，又可理气，使上下气机贯通，升降之枢复常。桔梗为肺经之引经药，如舟楫载诸药上行。既适用于脾胃气虚夹湿之证，又有保肺之效，用治肺损虚劳久咳痰多诸证。此即"培土生金法"的具体运用。

3. 参苓白术散中配伍桔梗的意义是什么？

答：参苓白术散中的桔梗功能宣肺利气，宽胸除痞，且通调水道，以为佐药；又是肺经之引经药，如舟楫载补脾诸药上行，达于上焦，培土以生金益肺。

4. 举方说明何谓甘温除热？

答：用甘温药治疗因虚损而发热的方法。如甘温的补中益气汤治疗气虚发热证，见有身热，自汗，渴喜热饮，气短乏力，舌淡，脉虚大无力。甘温的当归补血汤治疗血虚发热证，见有肌热面红，烦渴欲饮，脉洪大而虚，重按无力；及妇人经期、产后血虚发热头痛。

5. 补中益气汤为何可治"发热"病证？

答：补中益气汤主治的"气虚发热"，又称"内伤发热"，乃气虚清阳陷于下焦，郁遏不达则发热。热时发时止，手心热甚于手背，与外感发热的热甚不休，手背热甚于手心者不同。如《脾胃论》所说："内伤脾胃，乃伤其气；外感风寒，乃伤其形。伤其外为有余，有余者泻之；

伤其内为不足,不足者补之。"补中益气汤用大队甘温益气药补其中,升其阳而退虚热,此即李东垣创立的"温能治大热"法。

6. 补中益气汤配伍升麻、柴胡的意义何在?

答:补中益气汤功用补中益气,升阳举陷。主治脾虚气陷证,及气虚发热证。方中以少量升麻、柴胡升阳举陷,协助君药黄芪以升提下陷之中气,且引清阳上升,《本草纲目》谓:"升麻引阳明清气上升,柴胡引少阳清气上行,此乃禀赋虚弱,元气虚馁,及劳役饥饱,生冷内伤,脾胃引经最要药也。"

7. 从生脉散的用药,分析其"生脉"之用?

答:生脉散用人参甘温益气生津;麦门冬甘寒养阴清热,润肺生津;五味子酸温敛肺止汗,生津止渴。三药合用,一补一润一敛,益气养阴,生津止渴,敛阴止汗,使气复津生,汗止阴存,脉得气充,故名"生脉"。

8. 玉屏风散益气固表,为何配伍防风?

答:玉屏风散益气固表止汗,主治卫气虚弱,不能固表所致的表虚自汗。方中以补气固表药黄芪、健脾益气药白术为主,配伍少量祛风解表之品防风,补中寓散,其目的,取其走表而散风御邪,黄芪得防风,则固表而不留邪;防风得黄芪,则祛风而不伤正。

9. 玉屏风散与桂枝汤均治表虚自汗,两方有何

不同？

答：玉屏风散与桂枝汤均可治表虚自汗，然玉屏风散之自汗，乃卫气虚弱，腠理不固所致，症见汗出恶风，面色㿠白，舌淡苔薄白，脉浮虚；亦治病人腠理不固，易感风邪；故该方功专益气固表止汗。桂枝汤证之自汗乃由外感风寒，营卫不和而致；症见恶风发热，汗出头痛，鼻鸣干呕，苔白不渴，脉浮缓或浮弱；故桂枝汤以解肌发表，调和营卫取效。

10. 完带汤的药物配伍有何特点？

答：完带汤为治脾虚湿盛带下证的常用方剂，具补中健脾，化湿止带之效。本方的配伍特点是寓补于散，寄消于升，培土抑木，肝脾同治。

11. 完带汤中重用白术、山药以及配伍柴胡、白芍、黑芥穗的意义？

答：完带汤主治脾虚肝郁、带脉失约、湿浊下注之带下，治宜补脾益气，疏肝解郁，化湿止带。方中重用白术、山药为君，意在补脾祛湿，使脾气健运，湿浊得消；山药并有固肾止带之功。配伍白芍柔肝理肝，使肝木条达而脾土自强；柴胡、黑芥穗之辛散，得白术则升发脾胃清阳，配白芍则疏肝解郁。与诸药相合，使脾气健旺，肝气条达，清阳得升，湿浊得化，则带下可止。

12. 四物汤为何能治营血虚滞的病证？

答：四物汤中熟地、白芍滋阴养血为阴柔之品，与辛香活血、养血调经之当归、川芎相配，则补血而不滞血，和血而不伤血，四药配合，功能养血和血，可使营血调和，因此血虚者用之以补血，血瘀者用之以行血，构成既能补血，又能活血调经之方剂，故可用治营血虚滞的病证。

13. 四物汤的配伍特点是什么？药物用量有何讲究？

答：本方的配伍特点是以熟地、白芍阴柔补血之品（血中血药）与辛香之当归、川芎（血中气药）相配，动静相宜，补血而不滞血，行血而不伤血，温而不燥，滋而不腻，为补血调血之良方。

四物汤的药物剂量，原书为各等分，但若取其补血，多以熟地为主，以用于病后、产后或其他原因引起的一切血虚之证；若取其活血调经，当推重当归为主，以用治血行不畅、妇女月经不调、胎前产后等病证。

14. 当归补血汤为补血之剂，为何重用黄芪五倍于当归？

答：当归补血汤主治血虚阳浮发热证，功用补气生血，使气旺而血生，虚热自止。方中重用黄芪，其用量五倍于当归，其义有二：一为"有形之血不能速生，无形之气所当急固"，本方证为阴血亏虚以致阳气欲浮越散亡，恐一时滋阴补血固里不及,阳气外亡,故重用黄芪补气而专固肌表;二有形之血生于无形之气,故重用黄芪大补脾肺之气,以资化源,使气旺血生。

15. 当归补血汤主治"血虚发热",如何与白虎汤证发热加以区别?

答:白虎汤证病机是阳明胃热炽盛;当归补血汤证病机是劳倦内伤,血虚气耗,阴不维阳。因此,白虎汤证口大渴而喜冷饮,身大热而大汗出,脉洪大而有力;当归补血汤主治血虚阳浮发热之证,口渴则喜温饮,身虽热而无汗,脉大而虚,重按无力。

16. 归脾汤的配伍特点是什么?

答:本方的配伍特点:一是心脾同治,重点在脾,使脾旺则气血生化有源;二是气血并补,但重在补气,意在气为血之帅,气旺血自生,血足则心有所养;三是补气养血药中佐以木香理气醒脾,使补而不滞。

17. 归脾肠主治有何特点?

答:归脾汤是治疗心脾两虚、气血不足的有效方剂。临床主要取其气血双补,心脾同治的效用,用于心悸怔忡,健忘失眠,体倦食少,以及一切血虚之证属心脾两虚,气血不足者;又用此方治疗脾不统血的便血、紫癜及妇女崩漏经带等症。主治虽异,而病机则同,亦属异病同治之义。

18. 炙甘草汤主治与用药有何特点?

答:炙甘草汤主治的脉结代,心动悸,系由阴血不足,阳气虚弱所致,故本方阴阳气血并补,但方中用药又有所侧重。其中生地黄用量独重,并以酒水同煎,使滋阴养血复脉之功益著。

炙甘草在方中剂量也较重,配人参、大枣益心气、补脾气,佐桂枝、生姜温心阳、通血脉。诸药合用,共成阴阳气血并补之剂,使悸定脉复,故又名"复脉汤"。

19. 炙甘草汤为何又能用治虚劳肺痿?

答:炙甘草汤阴阳气血并补,但以滋阴养血,益气之功见长,对虚劳肺痿,见有咳嗽,涎唾多,形瘦短气,咽干舌燥,大便干结,脉虚数等症状,属气阴不足为主者,也可用本方治疗。

20. 炙甘草汤方中以"清酒七升,水八升"煎服的意义何在?

答:本方用法中用"清酒七升,水八升"煎服,以清酒辛热,可温通血脉,以行药力。使全方滋而不腻,温而不燥。方中生地黄用量独重,与"清酒七升,水八升"同煎,使滋阴养血复脉之功益著。

21. 从六味地黄丸的用药分析其配伍特点。

答:六味地黄丸以熟地黄、山萸肉、山药滋养肾肝脾之阴,又以泽泻、牡丹皮、茯苓渗湿浊、清虚热。全方六味合用,肾肝脾三阴并补,但熟地黄的用量是山茱萸与山药之和,故仍以补肾阴为主;以三泻配合三补,其中补药用量重于"泻药",是以三补为主;这是六味地黄丸的配伍特点。

22. 六味地黄丸的方源及用药意图何在?

答:六味地黄丸原名地黄丸,系宋代钱乙从《金匮要略》肾气丸减去桂枝、附子而成,用治"小儿肾怯,囟开不合"之证。之所以去桂、附,是避其辛热之性,如《小儿药证直诀笺正》说:"仲阳意中,谓小儿阳气甚盛,因去桂、附而创立此丸,以为幼科补肾专药。"现为主治肝肾阴虚证的基础方,诸多滋补肾阴方剂都是由此方加味而成。

23. 大补阴丸组方的理论依据何在? 配伍特点是什么?

答:大补阴丸以滋阴降火为法,主治阴虚火旺证。本方以朱丹溪的"阴常不足,阳常有余,宜常养其阴,阴与阳齐,则水能制火"的理论为依据。具有培本与清源兼顾的配伍特点,方中重用熟地、龟板滋阴潜阳,壮水制火,即所谓培本;又以黄柏、知母相须为用,苦寒降火,保存阴液,平抑亢阳,即所谓清源。熟地、龟板与知母、黄柏的用量比例是3:2,表明大补阴丸以滋阴培本为主,降火清源为辅。

24. 为什么说大补阴丸"骤补真阴,以制相火,较之

六味(地黄丸)功效尤捷"?

答:大补阴丸与六味地黄丸虽均能滋阴降火,但后者偏于补养肾阴,而清热之力不足;前者则滋阴与降火之效均著,故对阴虚而火旺甚者,选用大补阴丸为宜。故《删补名医方论》中说:"骤补真阴,以制相火,较之六味(地黄丸)功效尤捷。"

25. 如何理解一贯煎内寓"滋水涵木"之意?

答:滋水涵木即滋肾以养肝,肾为水脏,肝为木脏,肾水肝木为相生之脏,滋水涵木即运用滋补肾水而达到润养肝阴的治法。常用于肝肾阴亏,肝阳偏亢或肝阴不足的证候。如一贯煎方中重用生地补肾养肝,滋阴养血,内寓"滋水涵木"之意。

26. 一贯煎的配伍特点是什么?配伍川楝子的意义何在?

答:一贯煎的配伍特点是以滋补肝阴为主,佐以疏肝之品。由于本方所治证因肝肾阴亏,肝失所养,肝郁气滞所致。故在大队滋阴养血药中,少佐一味川楝子疏肝理气,补肝与疏肝相结合,以补为主,使肝体得养,而无滋腻碍胃遏制气机之虞,且无伤及阴血之弊。全方组方严谨,配伍得当,照顾到"肝体阴而用阳"的生理特点,诚为滋阴疏肝之代表方。

27. 何谓阴中求阳?

答："阴中求阳"是指补阳方中兼用补阴药的配伍方法。指对于阳虚病证,用补阳药同时,宜佐以补阴之品,以阳根于阴,使阳有所附,并可藉阴药的滋润以制阳药的温燥,使之补阳而不伤津。故张介宾说:"善补阳者,必于阴中求阳,则阳得阴助而生化无穷"。(《类经》)代表方如肾气丸、右归丸。

28. 肾气丸配伍特点是什么?

答:肾气丸的配伍特点有三:①补阳之中配伍滋阴之品;本方虽为肾阳不足诸证而设,而"善补阳者,必于阴中求阳",故用干地黄、山茱萸、山药等补阴药与桂枝、附子等补阳药配伍而成;阴中求阳,使阳有所化。②大队滋阴中配入少量桂、附以温阳,目的在于少火生气;从用药剂量分析,补肾阴药居多,温阳药较轻,"纳桂、附于滋阴剂中十倍之一",其立方之旨,在于微微生火,鼓舞肾气生成,"取少火生气"之义。③标本同治,补中寓泻;方中又配泽泻、茯苓利水渗湿泄浊,丹皮清泄肝火,三药于补中寓泻,使邪去则补药得力,并防滋阴药腻滞助湿碍邪之虞。

29. 地黄饮子的用药配伍有何特点?

答:地黄饮子是主治下元虚衰、虚阳上浮、痰浊上泛所致暗痱证的常用方。方中用药配伍特点:①标本兼顾,上下并治,而以治本、治下为主。②阴阳并补,滋阴药与温阳药的药味及用量相当,补阴与补阳并重,温而不燥。方中诸药合用,具有滋肾阴,补肾阳,化痰开窍之功,使下元得以补养,浮阳得以摄纳,水火既济,痰化窍开则"喑痱"可愈。

【方剂歌诀记忆小站】

1. 四君子汤**

参术苓草四君汤,益气健脾功无量,增益陈夏名六君,健脾化痰又理气。除却半夏名异功,或加香砂胃寒祛,保元汤方性甘温,参草桂芪四味存。

2. 参苓白术散**

参苓白术扁豆陈,莲草山药砂苡仁,桔梗上浮兼保肺,枣汤调服益脾神。

3. 补中益气汤**

补中益气芪术陈,升柴参草当归身,甘温除热功独擅,益气升阳诚可珍。

趣味记忆:四君子汤加伊莲莎白找药结

四君子汤(白茯苓 人参 甘草 白术)加(苡)仁(莲)子肉 (砂)仁 (白)扁豆 (枣)汤 山(药)(桔)梗

4. 玉屏风散**

玉屏风散芪术防,表虚气弱汗多尝,益气固表止汗神,体虚易感可预防。

5. 生脉散＊＊

生脉麦味与人参，气少汗多脉虚神。

6. 四物汤＊＊

四物当归地芍芎，营血虚滞此方宗；补血活血又调经，临证加减可变通；

血热四物加芩连；血寒四物姜桂充；气虚参芪名圣愈；血瘀四物增桃红。

7. 当归补血汤＊＊

当归补血重黄芪，芪归用量五比一，补气生血代表方，血虚发热此方宜。

8. 归脾汤＊＊

归脾汤用术参芪，归草茯神远志宜，酸枣木香龙眼肉，煎加姜枣益心脾。

谐音记忆：唐僧骑白龙，想找灵芝草

（当）归　人（参）　黄（芪）　（白）术　（龙）眼肉，

木（香）　酸（枣）仁　茯（苓）　远（志）　甘（草）

9. 炙甘草汤＊＊

炙甘草汤参桂姜，麦地胶枣麻酒襄；心动悸来脉结代，虚劳肺痿服之良。

趣味记忆：阿妈卖地贵，大人炒生酒

（阿）胶　（麻）仁　（麦）门冬　生（地）黄　（桂）枝

（大）枣　（人）参　炙甘（草）　（生）姜　清（酒）

10. 泰山磐石散 **

十全大补减桂苓,更加续断砂糯芩;气血双补安胎好,泰山磐石效力神。

11. 六味地黄丸 **

六味地黄泽泻丹,山萸茯苓山药丸;三阴并补重滋肾,三补三泻配伍全,滋阴降火知柏需,养肝明目加杞菊,都气五味纳肾气,滋补肺肾麦味续。

趣味记忆:地八山山四,丹泽茯苓三

12 左归丸 **

左归丸内萸药地,龟鹿二胶菟牛杞;壮水之主方第一,阳中求阴特殊剂。

13. 大补阴丸 *

大补阴丸知柏黄,龟板脊髓蜜丸方,咳嗽咯血骨蒸热,阴虚火旺效验彰。

趣味记忆:伯母睡地板

黄(柏) 知(母) 猪脊(髓) 熟(地)黄 龟(板)

14. 一贯煎 **

一贯煎中生地黄,沙参麦冬归杞藏,少佐川楝泄肝气,肝肾阴虚胁痛尝。

趣味记忆:川沙当地卖狗

(川)楝子 (沙)参 (当)归 生(地)黄 (麦)冬 (枸)杞子

15. 肾气丸＊＊

肾气丸主肾阳虚,干地山药及山萸,少量桂附泽苓丹,水中生火在温煦,《济生》加入车牛膝,温肾利水消肿需。十补丸有鹿五味,主治肾阳精血虚。

16. 右归丸＊

右归地药萸桂附,杞子杜仲归鹿菟;益火之源消阴翳,阴中求阳是特殊。

17. 二仙汤＊＊

二仙汤治更年良,仙茅灵脾温肾阳;巴戟当归调冲任,知柏能使虚火降。

18. 地黄饮子＊＊

地黄饮萸麦味斛,苁戟桂附阴阳补;化痰开窍菖远茯,加薄姜枣喑痱服。

【思考题】

1. 归脾汤与补中益气汤均能益气补脾,两方异同何在?

答:归脾汤与补中益气汤组成中均有人参、黄芪、白术、当归、甘草,均能补气健脾,二方均能治疗脾气虚弱证。但归脾汤组成中还有龙眼肉、远志、酸枣仁、茯苓、木香,故具补血养心安神之功;适用于心脾气血两虚及脾不统血证,临床应用以心悸失眠,体倦食少,便血或崩漏,舌淡,脉细弱为辨证要点;补中益气汤中则还配伍陈皮、升麻、柴胡,故具升阳举陷之功;适用于脾虚气陷及气虚发热证,临床应用以体倦乏力,少气懒言,面色萎黄,以及脱肛,子宫脱垂,久泻久痢,脉虚大无力为辨证要点。

2. 炙甘草汤(复脉汤)、生脉散均治"脉",其证治与用药有何不同?

答:炙甘草汤、生脉散证治均与"脉"相关。但两方在证治、用药方面不同。炙甘草汤偏重益气养阴(生地、炙甘草、人参、大枣、阿胶、麦冬、麻仁),配伍少量辛行温通之品(桂枝、生姜)共奏益气养阴,通阳复脉之功。主治阴血阳气虚弱,心脉失养证,临床以脉结代、心动悸、虚羸少气、舌光色淡少苔为辨证要点,还可治疗虚劳肺痿。生脉散益气养阴(人参、麦冬)之力不及炙甘草汤,但具敛肺止咳之力(五味子)。主治温热、暑热,耗气伤阴证;及久咳伤肺,气阴两虚证,临床以体倦,自汗,气短,咽干,舌红,脉虚为辨证要点。

3. 大补阴丸与六味地黄丸有何异同?

答:大补阴丸与六味地黄丸均能滋阴降火,但大补阴丸重用熟地、龟板滋阴潜阳,壮水制火,又以黄柏、知母苦寒降火,保存阴液,平抑亢阳;适宜于阴虚而火旺明显者。六味地黄丸熟地、山茱萸、山药三阴并补而重在补肾阴,泽泻、茯苓、丹皮利湿浊,清虚热;然清热之力不足,用于肾阴虚而内热不著之证。

4. 一贯煎与逍遥散均治肝郁胁痛,其用药、功用、主治有何不同?

答:一贯煎和逍遥散都能疏肝理气,均可治肝郁气滞之胁痛。逍遥散以养血健脾之品(当归、白芍、茯苓、白术、甘草)与疏肝理气药(柴胡、薄荷)相伍;疏肝养血健脾的作用较强;主治肝郁血虚并伴有脾弱症状的胁痛、神疲食少等。一贯煎以滋补肝肾之品(生地、当归、枸杞、北沙参、麦冬)与疏肝理气之品(川楝子)相伍;滋养肝肾的作用较强;主治肝肾阴虚且见肝气犯胃症状的胸脘胁痛、吞酸吐苦等。

5. 试述补气基础方的方名、组成、功效、主治以及四首加减方。

答:补气基础方:四君子汤。有人参、茯苓、白术、甘草组成。功能益气健脾。主治脾胃气虚证,见有面色萎白,语声低微,气短乏力,食少便溏,舌淡苔白,脉虚弱。

四首加减方:①异功散:由四君子汤加陈皮组成。功能益气健脾,行气化滞。主治脾胃气虚兼气滞证,症见饮食减少,大便溏薄,胸脘不舒,或呕吐泄泻等。②六君子汤:由异功散加半夏组成。功能益气健脾,燥湿化痰。主治脾胃气虚兼痰湿证,症见面色萎白,语声低微,气短乏力,食少便溏,咳嗽痰多色白,恶心呕吐,胸脘痞闷,舌淡苔腻,脉虚。③香砂六君子汤:由六君子汤加木香和砂仁组成。功能益气化痰,行气温中。主治脾胃气虚,湿阻气滞证,症见呕吐胸闷,不思饮食,脘腹胀痛,消瘦倦怠,或气虚肿满。④保元汤:由黄芪、人参、肉桂、甘草、生姜组成。功能益气温阳。主治虚损劳怯,元气不足。

6. 试述补血基础方的方名、组成、功效、主治以及四首加减方

答:补血基础方为四物汤。由熟地、白芍药、当归、川芎组成。功能补血调血。主治营血虚滞证,症见心悸失眠,头晕目眩,面色无华,形瘦乏力,妇人月经不调,量少或经闭不行,脐腹作痛,甚或瘕块硬结,舌淡,脉弦细或细涩。

四首加减方:①胶艾汤:由四物汤加阿胶、艾叶、甘草组成。功能养血止血,调经安胎。主治妇人冲任虚损,血虚有寒证。②桃红四物汤:由四物汤加桃仁、红花组成。功能养血活血。主治血虚兼血瘀证。③八珍汤:由四物加四君(人参、茯苓、白术、甘草)组成。功能益气补血。主治气血两虚证。④圣愈汤:由四物加人参、黄芪组成。功能补气,补血,摄血。主治气血虚弱,气不摄血证。

7. 写出补阴基础方的方名、组成、功效、主治以及由其加减变化的四首加减方。

答：补阴基础方为六味地黄丸，由熟地、山药、山茱萸、泽泻、丹皮、茯苓组成；功能滋补肝肾；主治肝肾阴虚证。腰膝酸软，头目眩晕，耳鸣耳聋，盗汗，遗精，骨蒸潮热，手足心热，或消渴，或虚火牙痛，牙齿动摇，以及小儿囟门迟闭，或足跟痛，口燥咽干，舌红少苔，脉细数。

四首加减方：①知柏地黄丸：由六味地黄丸加知母、黄柏组成。功能滋阴降火。主治阴虚火旺证。②杞菊地黄丸：由六味地黄丸加枸杞子、菊花组成。功能滋肾养肝明目。主治肝肾阴虚，两目昏花、眼睛干涩等。③都气丸：由六味地黄丸加五味子组成。功能滋肾纳气。主治肾虚气喘，或呃逆之证。④麦味地黄丸：由六味地黄丸加麦冬、五味子组成。功能滋补肺肾。主治肺肾阴虚，或咳或喘者。

8. 写出补阳基础方的方名、组成、功效、主治以及四首加减方。

答：补阳基础方为肾气丸。组成：干地黄、山药、山茱萸、泽泻、茯苓、丹皮、桂枝、附子。功效：补肾助阳。主治：肾阳不足证。腰痛脚软，下半身常有冷感，少腹拘急，小便不利，或小便反多，入夜尤甚，阳痿早泄，舌淡而胖,脉虚弱,尺部沉细,以及痰饮,水肿,消渴,脚气,转胞等。

四首加减方:①加味肾气丸:由肾气丸(桂枝改官桂、干地黄改熟地)加车前子、川牛膝组成。功能温补肾阳,利水消肿。主治肾阳虚水肿,腰重脚肿,小便不利。②十补丸:由肾气丸(桂枝改肉桂)加五味子、鹿茸组成。功能补肾阳,益精血。主治肾气虚损、精血不足证。③右归饮:由肾气丸减泽泻、茯苓、丹皮,加杜仲、枸杞子、炙甘草组成。功能温补肾阳,填精补血。主治肾阳不足证。症见气怯神疲,腹痛腰酸,手足不温,阳痿遗精,脉虚细等。④右归丸:由肾气丸减"三泻"(泽泻、茯苓、丹皮)加鹿角胶、菟丝子、杜仲、枸杞子、当归组成。功能温补肾阳,填精益髓。主治肾阳不足,命门火衰证。症见神疲乏力,畏寒肢冷,腰膝酸软,脉沉迟等症。

第八章 ◎ 固涩剂

【重点直达】

1. 熟悉固涩剂的概念、适用范围、分类及使用注意。

(1) 概念：凡以固涩药为主组成，具有收敛固涩作用，以治疗气、血、精、津滑脱散失之证的方剂，统称固涩剂。立法依据："散者收之"(《素问·至真要大论》)。

(2) 适应范围：

$$耗散滑脱之证 \begin{cases} 自汗、盗汗。 \\ 久咳不止。 \\ 久泻、久痢。 \\ 遗精滑泄。 \\ 小便失禁。 \\ 崩漏带下。 \end{cases}$$

(3) 分类：

1)固表止汗——自汗、盗汗。

2)敛肺止咳——久咳肺虚，气阴耗伤。

3)涩肠固脱——泻痢日久，脾肾虚寒。

4)涩精止遗——肾虚精关不固，遗精滑泄；膀胱失约，尿频遗尿。

5)固崩止带——崩漏或带下淋漓，日久不止。

（4）注意事项：

1)本类方剂用治正气内虚，耗散滑脱之证，应注意标本兼顾，根据气、血、精、津液耗伤程度的不同，配伍相应的补益药。

2)元气大虚，亡阳欲脱者，宜急用大剂参附之类回阳固脱，非单纯固涩所能治疗。

3)外邪未去，误用固涩，则有"闭门留寇"之弊。

4)由实邪所致的热病多汗，火扰遗泄，热痢初起，伤食泄泻，实热崩带，均非本类方剂所宜。

2. 掌握牡蛎散、四神丸、固冲汤、易黄汤。

（1）固表止汗剂表：

方　名	功效特点	主治应用
牡蛎散 《太平惠民和剂局方》	敛阴止汗，益气固表	体虚自汗、盗汗证

（2）涩肠固脱剂表：

方　名	功效特点	主治应用
四神丸 《内科摘要》	温肾暖脾，固肠止泻	脾肾阳虚之五更泄泻证 （肾泄）

（3）固崩止带剂表：

方　名	功效特点	主治应用
固冲汤 《医学衷中参 西录》	固冲摄血，益气健脾	脾肾亏虚，冲脉不固证。 血崩或月经过多，或漏下 不止，色淡质稀
易黄汤 《傅青主女科》	补脾益肾，清热祛湿	脾肾虚弱，湿热带下证

3. 熟悉真人养脏汤、金锁固精丸、桑螵蛸散。

方　名	功效特点	主治应用
真人养脏汤 《太平惠民 和剂局方》	涩肠止泻，温补脾肾	久泻久痢，脾肾虚寒证。 泻痢日久不止，滑脱不禁

方　名	功效特点	主治应用
金锁固精丸《医方集解》	补肾涩精	肾虚不固之遗精。遗精滑泄,腰痛耳鸣
桑螵蛸散《本草衍义》	调补心肾,涩精止遗	心肾两虚证。尿频或遗尿或尿浊或遗精,同时伴健忘,心神恍惚

【释难解疑】

1. 为什么牡蛎散既可治自汗,又可治盗汗?

答:牡蛎散原治"诸虚不足,体常自汗,夜卧即甚,久而不止。"(《太平惠民和剂局方》)方中黄芪益气固表止汗,配伍的煅牡蛎、麻黄根、小麦均以敛汗为功,诸药合而成方,补敛并用,虽有益气固表、敛阴止汗之效。但益气固表之力不足,收敛止汗之功较胜,故现多用治气虚卫外不固,阴液外泄所致的自汗、盗汗。

2. 真人养脏汤涩肠止泻,为何配伍当归、白芍、木香?

答:真人养脏汤主治脾肾虚寒,久泻久痢证。治当涩肠固脱治其标,温补脾肾治其本。方以罂粟壳、肉豆蔻、诃子涩肠止泻。肉桂、人参、白术温补脾肾。因泻痢日久,每伤阴血,甘温固涩之品,易壅滞气机,故又佐以当归、白芍养血和血,木香调气醒脾,共成调气和血之用,既治下痢腹痛后重,又使全方涩补不滞。

3. 真人养脏汤的用药配伍有何特点?

答:真人养脏汤的用药,涩肠止泻与温补脾肾同用,标本兼治,重在涩肠止泻治其标;温补脾肾兼顾,但又以温中补脾为主;温涩之中略佐理气之品,涩中寓通,故补而不滞,诚为泻痢日久,脾肾虚寒,滑脱不禁者之良方。

4. 四神丸治疗肾泄的机制何在?

答:四神丸治疗的肾泄,又称五更泄、鸡鸣泻,多由命门火衰,火不暖土,脾失健运所致。治宜温肾暖脾,固涩止泻。四神丸以温肾为主,补命门之火以温养脾土;兼以温脾暖胃以散阴寒。诸药合用,意在温肾暖脾,鼓舞运化,俾火旺土强,肾泄自愈。

5. 金锁固精丸的命名意义何在?

答:金锁固精丸是治疗遗精的常用方。遗精一证,与肝、肾关系密切,因肾主藏精,肝主疏泄,肾虚则封藏不固而滑脱,肝旺则相火内炽,火扰而精泄。本方既能补肾,又能固精,为标本兼顾而偏于治标为主。因其以一派补肾涩精之品以秘肾气、固精关,专为肾虚精关不固所致的遗精滑泄而设,故美其名曰"金锁固精丸"。

6. 为什么人参在桑螵蛸散中用量独大？

答：在桑螵蛸散中，人参与方中各药等量为末，用法中，夜卧人参汤调下二钱，说明本方人参的用量独大，桑螵蛸散中配伍人参的意义是补益心气、宁心安神；又能大补元气，固摄津液。

7. 金锁固精丸和桑螵蛸散均治疗遗精，临床上如何区别使用？

答：桑螵蛸散与金锁固精丸均为涩精止遗之方，但金锁固精丸纯用补肾涩精之品组成，专治肾虚精关不固之遗精滑泄。桑螵蛸散则在涩精止遗的基础上配伍交通心肾之品，使心肾相交，神安志宁而肾自固，主治心肾两虚所致的尿频、遗尿、遗精。

8. 固冲汤为何重用白术、黄芪？

答：固冲汤所治崩漏，是因脾气虚弱，冲脉不固所致。冲为血海，脾为气血生化之源，脾胃虚弱，则气血生化不足，且失去统摄之权，以致冲任不固，故见崩中漏下。治当益气健脾，固冲摄血。白术、黄芪补气健脾，俾脾气健旺则统摄有权，故方中重用白术、黄芪配伍固涩生血之品，共收益气健脾、固冲摄血之功。

9. 固冲汤的配伍特点是什么？

答：本方的配伍特点有二：一是用众多敛涩药固涩滑脱为主，配伍补气药以助固摄为辅，意在急则治标；

二是用大量收涩止血药配伍小量化瘀止血之品,使血止而不留瘀。

10. 固经丸为何重用龟甲、白芍、黄芩?

答:固经丸所治崩漏系由阴虚火旺损伤冲任,迫血妄行所致。方中龟甲咸甘性平,益肾滋阴而降火;白芍苦酸微寒,敛阴益血以养肝;黄芩苦寒,清热止血;故三药重用,以滋阴清热而止血,共为君药。

11. 固经丸和固冲汤均可治疗崩漏,临床治证与用药有何不同?

答:固经丸与固冲汤都属固涩止血,治疗崩漏下血的方剂。固经丸治证由阴虚血热所致,症见月经过多,或崩中漏下,血色深红或紫黑稠黏,手足心热,腰膝酸软,舌红,脉弦数。用药以滋阴清热药配合固经止血药为主;固冲汤则治疗脾肾亏虚,冲任不固所致者,症见猝然血崩或月经过多,或漏下不止,色淡质稀,头晕肢冷,心悸气短,神疲乏力,腰膝酸软,舌淡,脉微弱。用药以益气健脾药配伍固冲摄血止血药组成。

12. 易黄汤主治带下的病机和治法是什么?处方用药意义何在?

答:主治带下的病机是脾肾虚损,湿热带下,肾与任脉相通,肾虚有热,损及任脉,气不化津,津液反化为湿,循经下注;或脾虚生湿,蕴而生热,流注前阴,故带下色黄、黏稠量多,其气腥秽;治宜补脾肾,清热祛湿,收涩止带。方中重用炒山药、炒芡实补脾益肾,固涩止带,配白果收涩,黄柏、车前子清热祛湿,共成补脾肾,清热祛湿止带之方,为主治湿热带下之常用方。

【方剂歌诀记忆小站】

1. 牡蛎散 [**]

牡蛎散内用黄芪,麻黄根与小麦齐,益气固表又敛阴,体虚自汗盗汗宜。

2. 金锁固精丸 [**]

金锁固精芡莲须,龙骨牡蛎潼蒺藜;莲粉糊丸盐汤下,肾虚遗精此方宜。

3. 真人养脏汤 [*]

真人养脏木香诃,当归肉蔻与粟壳;术芍参桂甘草共,脱肛久痢服之可。

4. 桑螵蛸散 [*]

桑螵蛸散龙龟甲,参归茯神菖远加,调补心肾又涩精,心肾两虚尿频佳。

谐音记忆:神龙远漂,苍生当家

茯(神) (龙)骨 (远)志 桑(螵)蛸,

石(菖)蒲 人(参) (当)归 龟(甲)

5. 四神丸 [**]

四神故纸与吴萸,肉蔻五味四般齐;大枣生姜同煎合,五更肾泻最相宜。

6. 固冲汤＊

固冲汤中白术芪,龙牡芍萸茜草济;海蛸棕炭五倍子,崩中漏下总能医。

7. 完带汤＊＊

完带汤中二术陈,人参甘草车前仁,柴芍淮山黑芥穗,健脾化湿止带神。

趣味记忆:山人车柴草,陈嫂借二术

(山)药　(人)参　(车)前子　(柴)胡　甘(草),

(陈)皮　白(芍)　黑(芥)穗　白(术)　苍(术)

【思考题】

1. 牡蛎散与玉屏风散均治自汗,两方有何区别?

答:牡蛎散与玉屏风散均可用治卫气虚弱,腠理不固之自汗。但牡蛎散补敛并用而以固涩为主,为收敛止汗的代表方,善治体虚卫外不固,又复心阳不潜之自汗盗汗。玉屏风散则以补气为主,以补为固,属于补益剂,且黄芪、防风相配,补中寓散,故宜于表虚自汗或虚人易感风邪者。

2. 四神丸与真人养脏汤同属固涩止泻之剂,临床如何区别选用?

答:四神丸与真人养脏汤同为固涩止泻之剂,但所治不尽相同。前方重用补骨脂为君药,以温肾为主,兼以暖脾涩肠,主治命门火衰、火不暖土所致的肾泄,故常用于五更泄泻。真人养脏汤重用罂粟壳为君药,以固涩为主,兼以温补脾肾,还有养血和血,益气和中的作用,故用于泻痢无度,滑脱不禁,甚至脱肛坠下,脐腹疼痛,喜温喜按,倦怠食少者,主治泻痢日久、脾肾虚寒而以脾虚为主的大便失禁。

3. 四神丸、参苓白术散、痛泻要方均治泄泻,三方的临床治证有何异同?

答:四神丸、参苓白术散、痛泻要方均治泄泻,但四神丸温肾暖脾,固肠止泻,主治脾肾阳虚之五更泄泻。参苓白术散益气健脾,渗湿止泻,主治脾虚湿盛泄泻,症见饮食不化,胸脘痞闷,肠鸣泄泻,四肢乏力,形体消瘦,面色萎黄,舌淡苔白腻,脉虚缓。痛泻要方能补脾泻肝,抑木扶土,主治肝旺脾虚之痛泻,以肠鸣腹痛,痛必腹泻,泻后痛缓为主症。

第九章 ◎ 安神剂

【重点直达】

1. 熟悉安神剂的概念、适用范围、分类及使用注意。

(1) 概念：凡以安神药为主组成，具有安神定志作用，治疗神志不安病症的方剂，称为安神剂。立法依据："惊者平之"（《素问·至真要大论》）、"重可去怯"（《证类本草》）

(2) 适应范围：

神志不安$\begin{cases} 实证——惊狂善怒，烦躁不安。\\ 虚证——心悸健忘，虚烦失眠。 \end{cases}$

(3) 分类：

1) 重镇安神——心肝阳亢，热扰心神所致的心烦神乱、失眠多梦、惊悸怔忡、癫痫等。

2) 滋养安神——阴血不足，心神失养所致的虚烦

不眠,心悸怔忡,健忘多梦

（4）注意事项：

1）重镇安神剂多由金石、贝壳类药物组成,易伤胃气,不宜久服。

2）兼有脾胃虚弱者,宜配伍健脾和胃之品。

3）某些安神药,如朱砂等具有一定毒性,久服能引起慢性中毒,故不宜久服多服。

2. 掌握天王补心丹、酸枣仁汤。

滋养安神剂表：

方　名	功效特点	主治应用
天王补心丹《校注妇人良方》	滋阴清热,养血安神	阴虚血少,神志不安证。心悸失眠、手足心热,口舌生疮,大便干结,舌红少苔,脉细数
酸枣仁汤《金匮要略》	养血安神,清热除烦	肝血不足,虚热内扰证。虚烦失眠,心悸眩晕,咽干口燥,舌红,脉弦细

3. 熟悉朱砂安神丸。

方　名	功效特点	主治应用
朱砂安神丸《内外伤辨惑论》	镇心安神，清热养血	心火亢盛，阴血不足证。失眠、惊悸、舌红、脉细数

【释难解疑】

1. 朱砂安神丸中配伍生地黄、当归的意义何在？

答：朱砂安神丸功能镇心安神，清热养血。主治心火亢盛，阴血不足的失眠多梦，惊悸怔忡，心烦神乱。方中除用朱砂、黄连重镇安神，清心除烦以外，配伍生地黄滋阴清热；当归补血；当归合生地黄则滋补阴血以养心，既助君臣药清心除烦之力，又使阴血得复而心神得养，上述诸药合而用之，标本兼治，清中有养，一以泻偏盛之心火，一以养耗损之阴血，标本兼顾，使心火清，阴血充，则神志安定。

2. 天王补心丹以何药为君药？为什么？

答：天王补心丹重用甘寒的生地为君药。由于天王补心丹主治证是由于心肾两亏，阴虚血少，虚火内扰所致的神志不安证。故方中重用甘寒之生地黄，入心能养心血，入肾能滋肾阴，功能滋阴养血，壮水以制虚火，故为君药。

3. 天王补心丹的配伍特点是什么？

答:本方的配伍特点是,滋阴补血以治本,养心安神以治标,标本兼治,心肾两顾,但以补心治本为主,共奏滋阴养血、补心安神之功。

4. 酸枣仁汤中为什么要配伍川芎?

答:酸枣仁汤主治虚劳虚烦失眠,头目眩晕,咽干口燥等症,皆由肝血不足,虚热内扰所致。治宜养血安神,清热除烦。方中重用酸枣仁养血补肝,宁心安神为君药。茯苓宁心安神,知母清热滋阴,共为臣药。佐以川芎,其性辛散,调肝血而疏肝气,与数倍于川芎的酸枣仁相伍,辛散与酸收并用,酸收补肝体,辛散助肝用;补血与行血结合,补中寓行。诸药配伍,具有养血调肝安神之功,是主治心肝血虚,虚烦不眠的常用方。

【方剂歌诀记忆小站】

1. 天王补心丹 **

补心地归二冬仁,远茯味砂桔三参,阴亏血少生内热,滋阴养血安心神。

趣味记忆:三参二冬领橘子,五味二仁当地王

三参(人参、玄参、丹参)　二冬(麦冬、天冬)　茯(苓)　(桔)梗　远(志),

(五味)子　二仁(柏子仁、酸枣仁)　(当)归　生(地黄)

2. 酸枣仁汤 **

酸枣仁汤治失眠,川芎知草茯苓煎,养血除烦清虚热,安然入睡梦乡甜。

3. 朱砂安神丸 *

朱砂安神东垣方,归连甘草合地黄,怔忡不寐心烦乱,养阴清热可复康。

谐音记忆:黄砂当草地

(黄)连 朱(砂) (当)归 炙甘(草) 生(地)黄

【思考题】

1. 试述酸枣仁汤与天王补心丹在主治、临床表现、主要配伍方面的异同点。

答:酸枣仁汤与天王补心丹均治阴血不足,虚烦内扰之心烦失眠。组方均以滋阴补血,养心安神药物为主,配以清虚热之品。然酸枣仁汤重用酸枣仁养血安神,配调气行血之川芎,有养血调肝之妙,主治肝血不足之虚烦失眠,伴头目眩晕,脉弦细等;天王补心丹则重用生地黄,并与天冬、麦冬、玄参等滋阴清热药为伍,更与养血安神酸枣仁、柏子仁之品相配,主治心肾阴亏血少,虚火内扰所致之虚烦失眠伴手足心热,口舌生疮,大便干结,舌红少苔,脉细数者。

2. 朱砂安神丸、酸枣仁汤、归脾汤均治疗心悸失眠,如何区别应用?

答:朱砂安神丸用朱砂、黄连重镇安神,清心除烦,佐以生地黄、当归滋补阴血以养心,炙甘草调药和中。合而用之,镇心安神,清热养血。适用于心火亢盛,火扰心神,兼见阴血不足,心失所养之证的心悸失眠,伴心烦神乱,或胸中懊恼,舌红,脉数。

酸枣仁汤重用酸枣仁养血补肝,宁心安神,配以茯苓宁心安神;知母滋阴润燥,清热除烦,川芎调气行血,共奏养血安神、清热除烦之效。适用于肝血不足,心肝失养,虚热内扰所致之虚烦不眠心悸.伴头目眩晕、咽干口燥,舌红,脉细数等。

归脾汤以参、芪、术、草补脾益气以生血;当归、龙眼肉补血养心;茯苓、酸枣仁、远志宁心安神;木香理气醒脾,共奏益气补血,健脾养心之功。适用于思虑过度,劳伤心脾,心失所养之心脾两虚证的心悸失眠,伴食少神疲,面色萎黄,舌淡红,脉细弱。

第十章 ◎ 开窍剂

【重点直达】

1. 熟悉开窍剂的概念、适用范围、分类及使用注意。

(1) 概念:凡用芳香开窍药为主组成,具有开窍醒神作用,治疗窍闭神昏证的方剂,统称开窍剂。

(2) 适应范围:闭证——神昏而症见口噤不开,两手握固,脉实有力。

(3) 分类:

1) 凉开——热闭证。

2) 温开——寒闭证。

(4) 注意事项:

1) 辨别闭证与脱证,神昏而属脱证者不宜使用。

2) 辨清闭证之属热属寒,以选用凉开或温开。阳明腑实证而见神昏谵语者,治宜寒下,不宜应用开窍剂。阳明腑实而兼有邪陷心包之证,应根据病情的缓急轻重,或先开窍,或先寒下,或开窍与泻下并用。

3)开窍剂多为芳香药物,其性辛散走窜,不可久服,久服则易伤元气,故临床多用于急救,中病即止。

4)本类方剂多制成丸、散剂或注射剂,丸、散剂一般宜温开水化服或鼻饲,不宜加热煎煮,以免药性挥发,影响疗效。

5)本类方剂多含辛香走窜之品,有碍胎元,故孕妇慎用。

2. 熟悉安宫牛黄丸、紫雪、至宝丹、苏合香丸。

方　名	功效特点	主治应用
安宫牛黄丸 《温病条辨》	清热解毒,开窍醒神	邪热内陷心包证。神昏谵语,高热烦躁,舌红或绛,脉数有力;及中风昏迷,小儿惊厥属邪热内闭者
紫雪 《外台秘要》 引《苏恭方》	清热开窍,熄风止痉	热闭心包热及盛动风证。高热烦躁,神昏谵语,痉厥,尿赤便秘,舌红绛,苔干黄,脉数有力或弦数;以及小儿热盛惊厥

方　名	功效特点	主治应用
至宝丹《灵苑方》引郑感方，录自《苏沈良方》	化浊开窍，清热解毒	痰热内闭心包证。神昏谵语，身热烦躁，痰盛气粗，舌绛苔黄垢腻，脉滑数。以及中风、中暑、小儿惊厥属于痰热内闭者

3. 熟悉苏合香丸。

方　名	功效特点	主治应用
苏合香丸《外台秘要》引《广济方》	芳香开窍，行气止痛。既长于温通开窍，又可辟秽行气止痛	寒闭证。突然昏倒，不省人事，牙关紧闭，苔白，脉迟。亦治心腹卒痛，甚则昏厥。中风、中气及感受时行瘴疬之气等，属寒凝气滞之闭证者

【释难解疑】

1. 安宫牛黄丸组方配伍有何特点？

答：安宫牛黄丸为温热之邪内陷心包，痰热蒙蔽心窍之证而设，是凉开的代表方。方中以清热泻火、凉血

解毒药与芳香开窍之品同用,但以清热解毒药为主,是本方组方的配伍特点,意在"使邪火随诸香一齐俱散也"。(《温病条辨》)

2. 安宫牛黄丸原书中的服用方法意义何在?

答:原书在用法中指出:"脉虚者,人参汤下",是取人参补气扶正,以加强其清热开窍之功,但脉虚为正不胜邪之兆,因此应该严密观察其病情变化,谨防其由闭证转变为脱证;"脉实证,银花、薄荷汤下",是为了加强其清热透解之效。

3. 紫雪组方配伍有何特点?

答:紫雪既开上窍(水牛角浓缩粉、羚羊角、麝香清心开窍熄风),又通下窍(硝石、芒硝泻热通便),以金石重镇、甘咸寒凉与芳香开窍之品配伍,心肝并治,清热开窍,熄风止痉,而兼护阴液,是本方配伍特点。综合全方,共奏清热开窍,熄风止痉之功。

4. 至宝丹的组方配伍有何特点?

答:至宝丹长于化浊辟秽,其组方配伍特点有二:一是于化浊开窍,清热解毒之中兼能通络散瘀,镇心安神;二是化浊开窍为主,清热解毒为辅。

5. 至宝丹原书服用方法意义何在?

答:原书用"人参汤下一丸",意在借人参益气养心之功,以助诸药却邪开窍,适用于病情较重,正气虚弱者。

6. 温开之剂的组方用药有何特点？代表方剂是什么？

答：温开之剂，适用于中风、中寒、气郁、痰厥等属于寒邪痰浊内闭之证。临证常用芳香开窍药如苏合香、安息香、冰片、麝香等为主，配伍温里行气之品如荜拔、细辛、沉香、丁香、檀香等组方。代表方如苏合香丸。

7. 苏合香丸中配伍白术、诃子的意义何在？

答：苏合香丸的用药以芳香开窍药为主，辅以温里散寒、行气活血及辟秽化浊之品，集诸辛温芳香药于一方。其方中诸多药物均易耗散正气，为防止辛散太过，故配伍白术益气健脾，燥湿化浊；诃子温涩敛气，两味与诸香散药配伍，散收兼顾，可防诸香辛散走窜太过，耗气伤正。

【方剂歌诀记忆小站】

1. 安宫牛黄丸 ＊＊

安宫牛黄开窍方，芩连栀郁朱砂裹；犀角雄黄珠冰麝，热闭心包细参详。

谐音记忆：雄兵勤练射犀牛，只欲珠砂金箔衣。

（雄）黄　（冰）片　黄（芩）　黄（连）　（麝）香
（犀）角　（牛）黄，

山(栀) (郁)金 真(珠) 朱(砂) (金箔衣)

2. 苏合香丸 *

苏合香丸麝息香,木丁沉附荜檀香;犀冰白术朱诃乳,寒实气闭急须尝。

【思考题】

1. 何谓"凉开三宝"? 在功用、主治方面有何异同?

答:"凉开三宝"是指安宫牛黄丸、紫雪和至宝丹。三方均为由芳香开窍药与清热解毒药为主组成,是常用的凉开方剂,均有清热开窍之功,用于热闭证。就寒凉之性而言,吴瑭指出"安宫牛黄丸最凉,紫雪次之,至宝又次之"(《温病条辨》)。但从功用、主治分析,则各有所长。其中安宫牛黄丸长于清热解毒豁痰,适用于邪热偏盛,痰热壅闭心窍,症见高热神昏并重,烦躁谵语者,尤宜于邪热偏胜之高热较重者;紫雪长于熄风止痉,兼能散结通便,适用于邪热内陷心包,热盛动风,而痉厥抽风,尿赤便秘者;至宝丹长于芳香开窍,化浊辟秽,尤宜于痰浊偏盛,神昏谵语较重,痰盛气粗者。

2. 苏合香丸组方原理及配伍特点是什么?

答:苏合香丸证因阴寒秽浊蒙蔽清窍所致。治宜芳香开窍为主,对于寒邪、气郁及秽浊所致者,又须配合温里散寒、行气活血、辟秽化浊诸法。方中苏合香、麝香、冰片、安息香芳香开窍，辟秽化浊，共为君药。臣以木香、香附、丁香、沉香、白檀香、乳香以行气解郁，散寒止痛，理气活血。佐以荜茇温中散寒，助诸香药驱寒止痛开郁；水牛角清心解毒，朱砂重镇安神，二药性虽寒，但与大队温热之品相伍，则不悖温通开窍之旨；白术益气健脾、燥湿化浊，诃子收涩敛气，补敛并施，以防诸香辛散走窜太过，耗散真气。

苏合香丸的配伍特点是集诸辛温香散之品于一方，其用药以芳香开窍药为主，辅以温里散寒、行气活血及辟秽化浊之品。既长于辟秽开窍，又可行气温中止痛，且散收兼顾，补敛并施，为温开法之要方。

第十一章 ◎ 理气剂

【重点直达】

1. 熟悉理气剂的概念、适用范围、分类及使用注意。

（1）概念：凡以理气药物为主组成，具有行气或降气的作用，以治疗气滞或气逆病证的方剂，统称为理气剂。立法依据："逸者行之"、"结者散之"、"高者抑之"（《素问·至真要大论》）。"木郁达之"（《素问·六元正纪大论》）。

（2）适应范围：

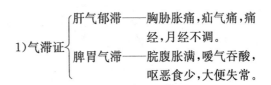

1）气滞证

肝气郁滞——胸胁胀痛，疝气痛，痛经，月经不调。

脾胃气滞——脘腹胀满，嗳气吞酸，呕恶食少，大便失常。

2)气逆证 { 肺气上逆——喘咳气急。
        胃气上逆——呃逆,呕吐,嗳气。

（3）分类：

1)行气——肝郁气滞或脾胃气滞证。

2)降气——肺、胃气逆证。

（4）注意事项：

1)要辨清虚实,勿犯虚虚实实之戒。

2)气滞与气逆相兼为病者,宜行气与降气配合使用;若兼气虚者,则宜配伍补气之品。

3)理气剂多属芳香辛燥之品,易伤津耗气,应适可而止,勿过剂,尤其年老体弱、阴虚火旺、孕妇或崩漏吐衄者,更应慎用。

2. 掌握越鞠丸、半夏厚朴汤、苏子降气汤、定喘汤、旋覆代赭汤。

（1）行气剂表：

方　名	功效特点	主治应用
越鞠丸《丹溪心法》	行气、活血、除湿、清热、消食诸法并举,重在行气解郁	气、血、痰、火、湿、食六郁证。胸膈痞闷,脘腹胀痛,饮食不消
半夏厚朴汤《金匮要略》	行气散结,降逆化痰	痰气互结的梅核气。咽中如有物阻,吞吐不得,胸膈满闷

（2）降气剂表：

方　名	功效特点	主治应用
苏子降气汤《太平惠民和剂局方》	降气平喘，祛痰止咳	上实下虚之喘咳证。胸膈满闷，喘咳痰多，舌苔白滑或白腻
定喘汤《摄生众妙方》	宣降肺气，清热化痰	痰热内蕴，风寒外束之哮喘。哮喘咳嗽，痰多色黄，微恶风寒，苔黄腻，脉滑数
旋覆代赭汤《伤寒论》	降逆化痰，益气和胃	胃虚痰阻气逆证。心下痞硬，嗳气频作，或呕呃，苔白腻，脉缓或滑

3. 熟悉枳实薤白桂枝汤、天台乌药散、暖肝煎、橘皮竹茹汤。

方　名	功效特点	主治应用
枳实薤白桂枝汤《金匮要略》	通阳散结，祛痰下气	胸阳不振痰气互结之胸痹。胸痛痞满，气从胁下上逆，上攻心胸

方　名	功效特点	主治应用
天台乌药散 《圣济总录》	行气疏肝，散寒止痛	肝经寒凝气滞之小肠疝气。少腹痛引睾丸，肿胀偏坠
暖肝煎 《景岳全书》	温补肝肾，行气止痛	肝肾不足，寒滞肝脉证。睾丸冷痛，或少腹疼痛，疝气痛畏寒喜暖
橘皮竹茹汤 《金匮要略》	降逆止呃，益气清热	胃虚有热之呃逆或干呕，虚烦少气，口干，舌红嫩，脉虚数

【释难解疑】

1. 治六郁证的越鞠丸何以不用解痰郁之药？

答：越鞠丸用五味药治六郁证，其中香附、川芎、山栀、苍术、神曲各治气、血、火、湿、食郁；之所以痰郁未用化痰专药治疗，是因为痰郁之所生，乃因气滞湿聚所致，方中以香附行气，以苍术燥湿，气行湿去，痰何以生？若因火炼津液而成之痰，方中以山栀清火郁，火清则痰郁亦解。总之诸郁得解，痰郁亦随之而解，故方中未设治痰郁之药而有治痰郁之功。

2. 越鞠丸为何以香附为君药?

答:越鞠丸所治气、血、痰、火、湿、食六郁中,以气郁为主。气郁可影响血行而致血郁,影响津液输布而致湿郁,聚湿成痰,则成痰郁,影响脾胃受纳运化,则致食郁,气滞日久,郁而不解又可化热而成火郁,六郁之中以气郁为主,故本方重在以香附行气解郁为君药,使气行则血行,痰、火、湿、食诸郁随气行而消。但临证应随所治六郁的主次而酌量加减,调其君药,方能得古人之意而不泥古人之方。

3. 枳实薤白桂枝汤证的病机与该方的配伍特点是什么?

答:枳实薤白桂枝汤证是由胸阳不振,痰浊中阻,气结胸中所致。胸阳不振,津液不能输布,凝聚为痰。痰阻气机,结于胸中,故胸满而痛,甚则胸痛彻背;痰浊中阻,肺失宣降,故咳唾喘急、气短;由于胸阳不振,阴寒之气上逆,故气从胁下上抢心胸之候;阳虚阴盛,痰浊阻滞,则见舌苔白腻,脉沉弦或紧。枳实薤白桂枝汤具有通阳散结,祛痰下气功用,其配伍特点是寓降逆平冲于行气之中,寓散寒化痰于理气之内。使胸阳振,痰浊降,阴寒消,气机畅,则胸痹、气逆上冲诸证可除。

4. 半夏厚朴汤为什么能治疗梅核气?

答:梅核气多由情志不畅,肝气郁结,肺胃宣降失常,津液聚而成痰,痰气相搏,互结于咽喉而成。故半夏厚朴汤以半夏化痰散结,降逆和胃;厚朴行气开郁,下气除满;与生姜、茯苓、苏叶合而成方,辛苦合用,辛以行气散结,苦能燥湿降逆,共奏行气散结,降逆化痰之功。故可治疗情志不畅,痰气互结于咽喉之梅核气。

5. 半夏、厚朴在半夏厚朴汤中有什么作用?

答:半夏厚朴汤中以半夏为君,功擅化痰散结,降逆和胃;以厚朴为臣,长于行气开郁,下气除满。半夏之散结降逆,有助于厚朴理气;厚朴之理气燥湿,有助于半夏化痰,一化痰结,一行气滞,两者相配,痰气并治,在方中共为治痰气互结梅核气之要药。

6. 天台乌药散中伍用巴豆炒川楝子的意义何在?

答:天台乌药散行气疏肝,散寒止痛,主治小肠疝气因寒凝肝脉,气机阻滞所致。方中用药多为辛温之品,唯川楝子性味苦寒与肝经寒凝之证不合。但川楝子入肝经,疏肝理气、散结止痛作用颇佳,故方中伍用辛热之巴豆与苦寒之川楝子同炒,"候麸黑色,拣去巴豆并麸不用",去巴豆而用川楝子。这种方法充分发挥了中药炮制之特长,既可减川楝子之寒,又能增强其行气散结之效,诸药配伍,使气行寒散,肝脉调和,则诸痛可愈。

7. 暖肝煎中为什么要配伍温补肝肾之品?

答：暖肝煎主治肝肾不足,寒凝气滞之疝气。证见睾丸冷痛或小腹疼痛,畏寒喜暖,脉沉迟等证。本着"寒者热之"、"虚者补之"、"治疝必先治气"之原则,理当治以温补肝肾,行气止痛之法。方中配伍温补肝肾之品以治其本,行气祛寒以治其标,使标本兼顾下元得温,寒凝得散,气机畅通,则睾丸、少腹疼痛诸证可解。

8. 暖肝煎与天台乌药散皆治疝气,临床如何区别选用?

答：天台乌药散和暖肝煎皆治疝气,均有行气止痛之功。天台乌药散用行气疏肝药配散寒止痛药同用;暖肝煎用药为补养、散寒、行气药并用。故小肠疝气属肝经气滞寒凝者宜选用天台乌药散治之;而肝肾不足,寒滞肝脉之疝气宜选用暖肝煎治之。

9. 分析苏子降气汤证的病机与治法特点?

答：苏子降气汤证的病机属上实下虚证。所谓"上实"是指痰涎上壅于肺,肺失宣降,故胸膈满闷,咳喘短气,痰多稀白等;所谓"下虚",即肾阳虚衰于下,腰疼脚软,或肾不纳气、喘咳短气、呼多吸少,或肢体浮肿等。证属上实下虚,治当以降气祛痰,止咳平喘以治其上,温肾补虚以治其下。而本方虽言"上实下虚",但以"上实"为主,"下虚"为次,本方虽属肺肾同治,但以降气祛痰,止咳平喘治肺为主。

10. 苏子降气汤配伍当归、肉桂的意义是什么?

答:苏子降气汤主治痰涎壅盛于肺,兼肾阳不足于下的上实下虚之喘咳证。方中以紫苏子、半夏、厚朴、前胡祛痰降气,止咳平喘;配以当归的意义一是治咳逆上气,助君臣药以加强止咳平喘;二是养血补肝润燥,助肉桂以增温补下元之效。肉桂在本方中为调理下虚的关键药,既可温补下元,又可温肾纳气平喘,用治"上实下虚"之喘咳。

11. 定喘汤主治的病因病机如何?在用药配伍上有什么特点?

答:定喘汤所治哮喘,为素体多痰,又感风寒,肺气壅闭,不得宣降,郁而化热,气逆于上而发为哮喘。其用药融宣肺(麻黄)、敛肺(白果)、降肺(杏仁、苏子、半夏、款冬花)、清肺(桑白皮、黄芩)于一方;在配伍上本方以宣开与清降并用,宣散与收敛兼施为特点,组成宣肺散寒,清热化痰,降气平喘之剂。

12. 旋覆代赭汤在原方中为何旋覆花用三两,代赭石用一两?

答:本方原治"伤寒发汗,若吐若下,解后,心下痞鞭,噫气不除"之证。由此可知,表证经汗、吐、下后,外邪虽解而胃气已伤,以致心下痞硬、噫气频作等变证出现。心下痞硬是由痰浊内阻所致,噫气频作是由痰浊内阻,胃气上逆所生,若痰去逆降,嗳气亦可随之而除。方中旋覆花苦辛性温,下气化痰,降逆止嗳,故张仲景重用旋覆花以取其下气降逆之功。至于代赭石性味苦寒,质重镇坠,易伤胃气,本方证属胃虚,故少量用之。此即仲景用药精当之处。

13. 旋覆代赭汤何药用量独重? 配伍意义是什么?

答:旋覆代赭汤中生姜用量独重。寓意有三:一为和胃降逆以增止呕之效;二为宣散水气以助祛痰之功;三可制约代赭石的寒凉之性,使其镇降气逆而不伐胃。

14. 橘皮竹茹汤何以"补而不滞,清而不寒"?

答:橘皮竹茹汤主治胃虚有热,气逆呕吐之证;以清补降逆立法,重在益气清热,理气和胃。方中橘皮、竹茹相伍,既能降逆止呃,又可清热和胃,共为君药。生姜与竹茹配伍,温中有清;人参与橘皮相合,则行中有补;诸药合用,清而不寒,补而不滞,共成降逆止呃、益气清热之功。

【方剂歌诀记忆小站】

1. 越鞠丸 **

越鞠丸治六种郁,气血痰火湿食因;芎苍香附加栀曲,行气解郁痛闷平。

谐音记忆:船夫唱山曲

（川）芎　香（附）　（苍）术　（山）栀　神（曲）

2．半夏厚朴汤 **

半夏厚朴与紫苏，茯苓生姜共煎服，痰凝气聚成梅核，降逆开郁气自舒。

谐音记忆：后半生舒服

（厚）朴　（半）夏　（生）姜　紫（苏）　（茯）苓

3．苏子降气汤 **

苏子降气咳喘方，前胡夏朴草枣姜；肉桂纳气归调血，上实下虚痰喘康。

4．定喘汤 **

定喘白果与麻黄，款冬半夏白皮桑，苏子黄芩甘草杏，外寒内热哮喘尝。

谐音记忆：白果动半子，骂人伤感情

（白果）　款（冬）花　（半）夏　苏（子），

（麻）黄　杏（仁）　（桑）白皮　（甘）草　黄（芩）

5．旋覆代赭汤 **

旋覆代赭重用姜，半夏人参甘枣尝，降逆化痰益胃气，气虚痰阻痞噫康。

6．枳实薤白桂枝汤 *

枳实薤白桂枝汤，瓜蒌厚朴胸痹方，胸阳不振痰气结，通阳散结下气强。

7．暖肝煎 *

暖肝煎中杞苓归,沉香乌药肉桂茴;下焦虚寒疝气痛,暖肝温肾此方推。

【思考题】

1. 瓜蒌薤白白酒汤、瓜蒌薤白半夏汤与枳实薤白桂枝汤在组成、功用和主治方面有何异同?

答:瓜蒌薤白白酒汤、瓜蒌薤白半夏汤、枳实薤白桂枝汤三方均有瓜蒌、薤白;同治胸痹,都有通阳散结,行气祛痰的作用。但瓜蒌薤白白酒汤又配以白酒,以通阳散结,行气祛痰为主,用以治疗胸痹而痰浊较轻者;瓜蒌薤白半夏汤中配有半夏,祛痰散结之力较强,用以治疗胸痹而痰浊较盛者;枳实薤白桂枝汤中配伍枳实、桂枝、厚朴三药,通阳散结之力尤强,并能下气祛痰,消痞除满,用以治疗胸痹而痰气互结较甚,胸中痞满,并有逆气从胁下上冲心胸者。

2. 结合主治说明桂枝在枳实薤白桂枝汤、桂枝汤、小建中汤、当归四逆汤、肾气丸等方中的作用。

答:桂枝汤主治外感风寒表虚证,用桂枝的目的在于解肌发表,外散风寒,配芍药敛阴和营,以调和营卫;枳实薤白桂枝汤治胸阳不振,痰浊中阻,气结胸中的胸痹证,用桂枝的目的在于通阳散寒,降逆平冲;小建中汤主治中焦虚寒,虚劳里急腹痛,喜温喜按者,用桂枝以温阳气,祛寒邪,配胶饴,以辛甘化阳;当归四逆汤主治血虚受寒,寒凝经脉,血行不畅所致的手足厥寒,方用桂枝温经散寒,温通血脉;肾气丸主治肾阳不足以致腰痛脚软,下半身常有冷感,以及肾阳虚衰,不能化气行水而致的小便不利,痰饮,脚气等证,方中以少量桂枝与附子相伍,温补肾中之阳气,意在微微生长少火以生肾气。

3. 定喘汤与苏子降气汤均有降气平喘之功,两方在组成、功用及主治证有何异同?

答:定喘汤与苏子降气汤虽均为肺气上逆的痰喘证而设,且均有降气平喘之功,然两方在组成、功用及主治证上均有不同。

在组成上,两方虽均用了苏子、半夏、甘草,但定喘汤另配有麻黄解表宣肺,白果敛肺化痰,黄芩、桑皮清泻肺热,杏仁、款冬花降气平喘,融宣、降、清、敛于一方。苏子降气汤则配伍厚朴、前胡以降气化痰,下气平喘;并有当归、肉桂以温养下元,纳气定喘,治上顾下,标本兼治。在功用上,定喘汤以宣开与清降并用,发散与收敛兼施,侧重于清化痰热,兼有解表散寒宣肺之用;苏子降气汤则降气祛痰,止咳平喘,治痰涎壅盛于肺的上实为主,兼有温肾纳气之用,以顾下元之虚。在主治证上,定喘汤适用于风寒外束,痰热内蕴的哮喘。苏子降气汤则适用于痰涎壅肺,肾阳不足之上实下虚的喘咳短气之证。

4. 旋覆代赭汤、橘皮竹茹汤、丁香柿蒂汤三方在组成、功用、主治上有何异同?

答:旋复覆代赭汤、橘皮竹茹汤、丁香柿蒂汤三方在组成上均有生姜、人参,功用上均能益气和胃降逆,可治疗胃气虚弱,胃失和降之证。

不同的是旋覆代赭汤又配以旋覆花、代赭石、半夏、大枣、甘草,降逆化痰为主,兼以益气和胃;主治中气已伤,痰浊内生,胃虚失和,痰气上逆而致心下痞硬,噫气不除者;而橘皮竹茹汤则伍用橘皮、竹茹、大枣、甘草,降逆止呕,益气清热;主治胃虚有热,气逆不降所致之呃逆;丁香柿蒂汤还用丁香、柿蒂,温中益气,降逆止呃,主治胃气虚寒,气逆不降之呃逆。

第十二章 ◎ 理血剂

【重点直达】

1. 熟悉理血剂的概念、适用范围、分类及使用注意事项。

(1) 概念:凡以理血药为主组成,具有活血化瘀或止血作用,治疗血瘀和出血病证的方剂,统称理血剂。立法依据:"血实者宜决之"(《素问·阴阳应象大论》);"定其血气,各守其乡"(《素问·阴阳应象大论》)。

(2) 适应范围:

血
瘀
病
证
{
瘀热互结下焦蓄血证。

瘀血内停,胸腹诸痛。

瘀阻脉络,半身不遂。

瘀阻胞宫,经闭,痛经,月经不调,产后恶露不尽。

跌打损伤,瘀肿疼痛。

瘀结包块,癥瘕积聚。

出血病证——吐血、衄血、咳血、尿血、便血、崩漏。

（3）分类：

1）活血祛瘀——血瘀证。

2）止血——出血证。

（4）注意事项：

1）治疗血证，必须探明寒热虚实，分清标本缓急，正确运用急则治标，缓则治本，或标本兼顾的法则。

2）逐瘀过猛，易伤正气；止血过急，易致留瘀。故使用活血化瘀剂，当辅以扶正之品，使化瘀而不伤正；使用止血剂，又应适当配以活血化瘀之品，或选用兼有活血祛瘀作用的止血药，使血止而不留瘀。

3）由于活血祛瘀剂性多破泄，故凡妇女经期、月经过多及孕妇均当慎用。

2. 掌握桃核承气汤，血府逐瘀汤、补阳还五汤、复元活血汤、温经汤、桂枝茯苓丸、咳血方、黄土汤。

（1）活血祛瘀剂表：

方　名	功效特点	主治应用
桃核承气汤《伤寒论》	逐瘀泄热	瘀热互结下焦蓄血证。以及血瘀经闭，痛经脉沉实或涩

方　名	功效特点	主治应用
血府逐瘀汤《医林改错》	活血祛瘀,行气止痛。活血与行气相伍;祛瘀与养血同施	胸中血瘀证。胸痛、头痛,痛有定处,舌暗红或有瘀斑,脉涩或弦紧
补阳还五汤《医林改错》	补气,活血,通络	气虚血瘀之中风证。半身不遂,口眼㖞斜,舌黯淡,苔白,脉缓无力
复元活血汤《医学发明》	活血祛瘀,疏肝通络	跌打损伤,瘀血阻滞证。胁肋瘀肿疼痛者
温经汤《金匮要略》	温经散寒,养血祛瘀	冲任虚寒,瘀血阻滞证。月经不调,小腹冷痛,经血挟有瘀块,时有烦热,舌质黯红,脉细涩;及妇人宫冷不孕
桂枝茯苓丸《金匮要略》	活血化瘀,缓消癥块	瘀阻胞宫证。妇人素有癥块,妊娠漏下不止,或胎动不安,腹痛拒按;或经闭腹痛;或产后恶露不尽而腹痛拒按

（2）止血剂表：

方　名	功效特点	主治应用
咳血方 《丹溪心法》	清肝宁肺，凉血止血	肝火犯肺之咳血证。咳痰带血，胸胁作痛，舌红苔黄，脉弦数
黄土汤 《金匮要略》	温阳健脾，养血止血	阳虚便血证。先便后血，及吐血、衄血，妇人崩漏，血色暗淡，四肢不温

3. 熟悉生化汤、失笑散、十灰散、小蓟饮子、槐花散。

方　名	功效特点	主治应用
生化汤 《傅青主女科》	养血祛瘀，温经止痛	血虚寒凝，瘀血阻滞证。产后恶露不行，小腹冷痛
失笑散 《和剂局方》	活血祛瘀，散结止痛	血瘀停滞证。心腹刺痛，或产后恶露不行，或月经不调

方　名	功效特点	主治应用
十灰散 《十药神书》	凉血止血	血热妄行之上部出血证
小蓟饮子 《济生方》	凉血止血，利水通淋	热结下焦之血淋、尿血。 小便赤涩热痛，舌红，脉数
槐花散 《普济本事方》	清肠止血，疏风行气	肠风脏毒。便前，或便后 出血，或粪中带血，以及痔 疮出血

【释难解疑】

1. 桃核承气汤逐瘀泄热，为何配伍辛温之桂枝？

答：桃核承气汤功能泄热破瘀，主治瘀热互结之下焦蓄血证。方中在调胃承气汤（减芒硝之量）的基础上加桃仁，旨在祛瘀泄热，以使瘀热并除。又佐以少量辛散温通的桂枝，意在通行血脉，既助桃仁活血化瘀，又防硝、黄寒凉凝血之弊。桂枝得硝、黄则温通而不助热；硝、黄得桂枝则寒下又不凉遏；令清热而无凝涩之弊，祛瘀而无助热之虞。诸药合用，共奏破血下瘀泻热之功。

2. 桃核承气汤"药后微利"的意义何在？

答：桃核承气汤在原书服法中载有"药后微利"，目的是使邪有出路，大便通畅之后，蓄血瘀热之邪随之而出，诸症可解。

3. 血府逐瘀汤配伍有何特点？

答：血府逐瘀汤配伍特点有三：一为气血并行：活血与行气相伍，既行血分瘀滞，又解气分郁结；二是行中寓补：祛瘀与养血同施，则活血而无耗血之虑，行气又无伤阴之弊；三是升降兼顾：既能升达清阳，又可降泄下行，使气血和调。合而用之，使血活瘀化气行，则诸证可愈，为治胸中血瘀证之良方。

4. 血府逐瘀汤中配伍桔梗、牛膝有何意义？

答：血府逐瘀汤为治疗胸中血瘀证的常用方剂。胸胁为肝经循行之处，血瘀胸中，气机阻滞，治宜活血化瘀，兼以行气止痛。方中除用桃红四物汤、四逆散化裁以活血行气外，又配伍桔梗开宣肺气，载药上行，用牛膝通利血脉，祛瘀止痛，引瘀血下行，升降同用，宣畅气血，使气血升降和调。

5. 补阳还五汤的配伍特点是什么？

答：补阳还五汤重用补气药与少量活血药配伍，使气旺血行以治其本，祛瘀通络以治其标，标本兼顾。方中重用生黄芪，补益元气，意在气旺则血行，瘀去则络通;赤芍、川芎、桃仁、红花协同当归尾以活血祛瘀;地龙通经活络,力专善走,周行全身,以行药力,且补气而不壅滞,活血又不伤正。合而用之,则气旺瘀消而络通。

6. 复元活血汤为何配伍大黄和柴胡同用?

答:由于复元活血汤主治证乃跌打损伤,瘀血停滞胁下所致,故治当活血祛瘀为主,兼以疏肝行气通络。方中重用大黄并加酒制,是为荡涤留瘀败血,引瘀血下行,有推陈致新之功。又因肝之经脉布两胁,瘀阻气滞,故用柴胡疏肝调气,以解郁结,并引诸药直达病所。两药升降同用,调畅气机,使气行则血行,相辅相成,共为君药,从而达到攻散胁下瘀滞之目的

7. 复元活血汤方中药物的炮制与煎服方法对保证疗效有何意义?

答:方中大黄用酒浸泡并与它药同煎,则泻下力减而祛瘀之功强。可见方中用大黄意在散留瘀败血,而非通导大便。桃仁酒浸而用,亦为增强活血通络之意。

关于煎服方法,原书有三点基本要求:①粗末再煎。这有利于充分发挥药效,煎服便利。②水酒同煎。用酒的目的在于加速血行,使药力直达病所,以加强祛瘀止痛之效。③空腹温服,以利为度,得利痛减则停服。这是本方能获得临床满意疗效的前提。

8. 复元活血汤的配伍特点是什么?

答:复元活血汤的配伍特点:一是升降同施,以调畅气血;二为活中寓养,则活血破瘀而不耗伤阴血。使瘀去新生,气行络通,跌打伤痛自消。

9. 温经汤有哪些配伍特点?

答:温经汤的配伍特点是:一是方中温清补消并用,以温经补养为主。二为大队温补药与少量寒凉药相配,能使全方温而不燥、刚柔相济,以成温养化瘀之剂。

10. 温经汤中配伍吴茱萸、桂枝的意义是什么?

答:温经汤主治冲任虚寒、瘀血阻滞而致的月经不调、痛经、崩漏、不孕等。治当温经散寒,养血祛瘀。方中用辛苦大热之吴茱萸温经散寒止痛,配伍桂枝温经散寒,通利血脉,共为君药。

11. 生化汤在用药方面为何重用当归、轻用炮姜?

答:生化汤重用当归至八钱,超过其余药物之总和,是因为本方化瘀生新兼顾,符合产后病多虚中夹实之特点。方中配伍炮姜,用量仅四分,取其温经散寒止痛之功,轻用炮姜,则避免了燥热耗血伤经之弊。一多一少,各尽其宜。

12. 为什么生化汤有"产后第一方"之称?

答:本方根据产后多虚,久瘀多寒之特点。治疗时宜温、宜行、宜补之常规,立此化瘀生新之剂,寓生新于化瘀之中,寓化瘀于温补之内,不以攻伐为法,而以温养为旨,使生新而不留瘀,祛瘀而不耗血,常用于产后恶露不行,小腹冷痛之证。故有"产后第一方"之称,以产后受寒而致瘀滞者最为适宜。

13. 失笑散中的蒲黄宜生用还是炒用?

答:失笑散由五灵脂和蒲黄配伍而成。蒲黄一药,既能活血,又能止血,随其炮制不同而有所偏重。前人认为"破血消肿者,生用之;补血止血者,需炒用"。故一般认为生用性滑,行血祛瘀作用较好,炒黑性涩,止血力量较强。因此失笑散中的蒲黄应根据具体适应症而定。如用治瘀滞诸痛可用生蒲黄;若用于血瘀出血则可选用炒蒲黄。既治瘀痛、又止出血者,可生、炒各半。原书炒用,取其行血消瘀,并能止血。

14. 为何活血祛瘀的桂枝茯苓丸可治妊娠而有癥块者?

答:活血化瘀剂性多破泄,易于动血、坠胎,一般为孕妇禁用。但若妇人素有癥块,而造成妊娠漏下不止,或胎动不安的瘀阻胞宫证,则宜用活血化瘀、缓消癥块之法。桂枝茯苓丸正是依此法而立,故桂枝茯苓丸可治妊娠而有癥块者。

15. 桂枝茯苓丸配伍特点是什么?

答:桂枝茯苓丸配伍特点有二:一为既用桂枝以温通血脉,又佐丹皮、芍药以凉血散瘀,寒温并用,则无耗伤阴血之弊。二为漏下之症,采用行血之法,体现通因通用之法,俾癥块得消,血行常道,则出血可止。

16. 原书中桂枝茯苓丸剂型和用法有何意义?

答:原书对本方的剂型和用法规定极为严格,"炼蜜和丸,如兔屎大,每日食前服一丸,不知,加至三丸",可见本方用量极轻,祛瘀之力甚为缓和,说明对妇人妊娠而有瘀血,只能缓消癥块,不可峻攻猛破,以防损伤胎元。

17. 十灰散配伍栀子、大黄、丹皮的意义是什么?

答:十灰散主治血热妄行之上部出血证。血之上溢,因其气盛火旺,方中栀子、大黄清热泻火,挫其鸱张之势,使邪热从大小便而去,使气火降而助凉血止血。因方中重用清降、凉血、收涩、化瘀之品,恐因止血而致留瘀,故用丹皮配大黄凉血祛瘀,使血止而不留瘀。

18. 十灰散的立方宗旨如何?

答:十灰散集多种清热凉血之品,炒炭存性而备用,可用治血热妄行所致的各种出血证。其立方宗旨有二。一用诸凉药泻火凉血,血凉则静,血静则止。二用其烧灰存性而达到止血目的,正如《十药神书序》所言:"大抵血热则行、血冷则凝,见黑则止,此定理也。"

此即十灰散的立方宗旨。

19. 咳血方为何不用止血药,而有止血之功?

答:咳血方以清肝泻火的青黛、栀子,配伍清热化痰之瓜蒌、海粉,主治肝火犯肺之咳血证。本方主证为咳血,并标虽在肺,病本则在肝。肝火犯肺,灼伤肺络,故见咳嗽痰稠带血,咯吐不爽,心烦易怒,胸胁作痛,舌红苔黄,脉弦数等症。肝火得清,肺金自宁,治当清肝泻火,使火清气降,肺金自宁。全方用药舍标图本,寓止血于清热泻火中,治咳血不专门选用止血药,使火热得清则血不妄行而自止,实为肺病治肝,治病求本之方。

20. 小蓟饮子既可治血淋,又可治尿血的机制何在?

答:血淋、尿血虽是两个不同的病证,但小蓟饮子所治的血淋、尿血均由瘀热蕴结下焦,损伤血络所致。均当凉血止血,利水通淋治之。方中小蓟功擅清热凉血止血,又可利尿通淋,尤宜于尿血、血淋之症;配伍清热凉血、养阴清热之生地;凉血止血,并能消瘀的蒲黄、藕节;清热利水通淋的栀子、滑石、甘草、竹叶、木通;养血和血,引血归经的当归。功能凉血止血,利尿通淋,故下焦瘀热所致之血淋、尿血均可治疗。

21. 槐花散为何配伍荆芥、枳壳?

答:因为槐花散主治肠风脏毒下血,多由风邪热毒或湿毒壅遏肠道,损伤脉络,血渗外溢所致。治宜清肠凉血为主,兼以疏风行气。故方中在用槐花、侧柏叶凉血止血的基础上,又配伍了荆芥穗疏风止血;枳壳行气宽肠。寓行气于止血之中,寄疏风于清肠之内。

22. 黄土汤中配伍黄芩、阿胶、生地的意义是什么?

答:黄土汤主治脾阳不足,脾不统血所致的便血、崩漏等出血证。治当温阳健脾,养血止血,方中以辛温而涩之灶心土温中止血,配伍白术、附子温阳健脾,三药相合以复脾土统血之权。但术、附辛温易耗血动血,又出血者,阴血每亦亏损,故用生地、阿胶滋阴养血止血;与少量苦寒的黄芩合用,又可制约术、附过于温燥之性,且黄芩本身又有止血作用;生地、阿胶得术、附则刚柔相济,滋而不腻,避免呆滞碍脾之弊。

23. 黄土汤的配伍特点是什么?

答:黄土汤诸药合用,体现了寒热并用,温中寓凉,标本兼顾,刚柔相济,以刚药温阳健脾而摄血,以柔药滋阴补血止血而不损阳的配伍特点。

【方剂歌诀记忆小站】

1. 桃核承气汤 **

桃核承气硝黄草,少佐桂枝温通妙,下焦蓄血小腹胀,泻热破瘀微利效。

简易记忆:调胃承气加桃子。

调胃承气汤(大黄、芒硝、甘草) (桃)仁 (桂)枝

2. 血府逐瘀汤 **

血府逐瘀归地桃,红花川芎赤芍熬;柴胡枳桔牛膝草,活血行气功效好。

3. 补阳还五汤 **

补阳还五赤芍芎,归尾桃红佐地龙,四两黄芪为主药,半身不遂此方宗。

简易记忆:桃红四物汤去地黄加黄地

桃红四物汤去地黄(桃仁、红花、赤芍、川芎、归尾)加黄地(黄芪、地龙)

4. 复元活血汤 *

复元活血用柴胡,花粉当归山甲扶;桃红黄草煎加酒,损伤瘀滞总能除。

谐音记忆:将军归天山胡人干红酒

大黄(别名将军)当(归)瓜蒌根(即天花粉)炮穿(山)甲,

柴(胡) 桃(仁) (甘)草 (红)花 (酒)煎

5. 温经汤 **

温经汤用桂萸芎,归芍丹皮姜夏冬;参草阿胶调气血,暖宫祛瘀在温通。

6. 桂枝茯苓丸 **

《金匮》桂枝茯苓丸,桃仁芍药和牡丹,等分为末蜜丸服,缓消癥块胎可安。

7. 十灰散 *

十灰散用十般灰,柏茜茅荷丹棕随;二蓟栀黄皆炒黑,上部出血。

8. 咳血方 *

咳血方中诃子收,海粉山栀共瓜蒌;青黛泻肝凉血热,咳嗽痰血此方投。

9. 黄土汤 **

黄土温阳又健脾,阿胶术附甘草地;黄芩相佐刚柔济,阳虚便血此方宜。

10. 生化汤 **

生化汤是产后方,归芎桃草酒炮姜,消瘀活血功独擅,止痛温经效亦彰。

谐音记忆:当胸抱稻草

全(当)归　川(芎)　(炮)姜　(桃)仁　甘(草)

11. 失笑散

失笑灵脂蒲黄同,等量为散醯醋冲,瘀滞心腹时作痛,祛瘀止痛有奇功。

12. 小蓟饮子 **

小蓟生地藕蒲黄,木通滑石生地裹;归草黑栀淡竹叶,血淋热结服之良。

谐音记忆:三黄鸡生蛋,六一节当痛

(山)栀子 蒲(黄) 小(蓟) (生)地黄 (淡)竹叶,

六一(即滑石、甘草) 藕(节) (当)归 木(通)

13. 槐花散*

槐花散方治肠风,侧柏芥穗枳壳从;等分为末米饮下,清肠凉血又疏风。

【思考题】

1. 桃核承气汤主治哪些瘀血证?临床应用又有何发展?

答:桃核承气汤主治瘀热互结于下焦所致蓄血证。其证可见少腹急结,小便自利,其人如狂,甚则烦躁谵语,至夜发热,脉沉实或涩等。后人对本方的临床应用有所发展,如对跌打损伤,瘀血停留,疼痛不能转侧,二便秘涩者;火旺而血郁于上,头痛头胀,目赤齿痛者;血热妄行而致鼻衄,或吐血紫黑者;以及妇人血瘀经闭,或产后恶露不下,少腹坚痛,喘胀等证,都有疗效。

2. 王清任"五逐瘀汤"的用药配伍及主治各有什么特点?

答:血府逐瘀汤、通窍活血汤、膈下逐瘀汤、少腹逐瘀汤、身痛逐瘀汤为王清任创制的活血化瘀名方,通常称为"五逐瘀汤",均以桃仁、红花、川芎、赤芍、当归等为基础药物。由于瘀血部位及兼挟证候不同,在选药配伍上有所侧重。

血府逐瘀汤以柴胡、枳壳、桔梗行气开胸,配牛膝引血下行,主要用于胸中瘀阻而见气滞之证;通窍活血汤配以老葱、麝香辛香开窍止痛,主要用于头面瘀阻所致头痛、头晕、耳聋、脱发等证;膈下逐瘀汤配以元胡、香附、乌药等,疏肝理气,行气止痛之效较好,主要用于膈下瘀阻气滞所致诸证;少腹逐瘀汤配以小茴香、官桂、干姜等温通下焦气机,温经止痛功胜,主要用于少腹瘀阻寒凝,经闭痛经等症;身痛逐瘀汤配以秦艽、羌活、地龙等祛风通络,宣痹止痛,主要用于瘀阻肢体经络,周身痹痛或周身疼痛等症。

3. 补阳还五汤证主治什么证候? 何以重用生黄芪为君? 地龙为佐?

答:补阳还五汤主治中风之气虚血瘀证。半身不遂,口眼㖞斜,语言謇涩,口角流涎,小便频数或遗尿不禁,舌暗淡,苔白,脉缓无力。本方证以气虚为本,血瘀为标,即王清任所谓"因虚致瘀",治当以补气为主,活血通络为辅。故方中重用生黄芪补益元气,使气旺则血行,瘀去络通,为君药。地龙通经活络,其力专善走,周行全身,故为佐药。

4. 温经汤为温经祛瘀并用之剂,为何配以益气补血之药?

答:本方虽以温经祛瘀并用,但同时又含有扶正祛邪之法。因本方所治冲任虚寒,瘀血阻滞之证与冲任亏虚,气血不足关系甚为密切。故治疗时既不可纯攻,又不可纯补。本方采用了温经、祛瘀、补虚兼清虚热兼顾之法。加入了益气补血的人参、炙甘草、阿胶等物,使全方祛瘀而不伤正,温散而不燥烈。

5. 槐花散、黄土汤均可治便血,两方的主治、功用、临床表现有何不同?

答:槐花散、黄土汤两方虽均可治便血,但槐花散以槐花为君药,功用清肠止血,疏风行气;主治风热湿毒,壅遏肠道,损伤血络所致的肠风脏毒下血证;临床表现或便前出血,或便后出血,或粪中带血,以及痔疮出血,血色鲜红或晦暗,舌红苔黄脉数;黄土汤以灶心黄土为君药,功用温阳健脾,养血止血,主治脾阳不足,脾不统血证;临床表现为大便下血,先便后血,血色暗淡,四肢不温,面色萎黄,舌淡苔白,脉沉细无力。

第十三章 ◦ 治风剂

【重点直达】

1. 熟悉治风剂的概念、适应范围、分类及应用注意事项。

（1）概念：凡以辛散祛风或熄风止痉的药物为主组成，具有疏散外风或平熄内风的作用，治疗风病的方剂，统称治风剂。立法依据：外风宜散，内风宜熄。

（2）适应范围：

风证
外风证——头痛、恶风、肌肤瘙痒、肢体麻木、筋骨挛痛、关节屈伸不利、或口眼㖞斜，甚则角弓反张等症。

内风证——眩晕、震颤、四肢抽搐、语言謇涩、足废不用，甚或卒然昏倒、不省人事、口角歪斜、半身不遂等症。

（3）分类：

1）疏散外风——外风证。

2）平熄内风——内风证。

（4）注意事项：

1）应辨别风病属内、属外，外风宜散，内风宜熄。

2）辨别病邪的兼夹以及病情的虚实，进行适当的配伍。

3）注意外风与内风之间的相互影响，对外风引动内风或内风兼夹外风而致内外合病者，应分清主次轻重，全面照顾。

2．掌握川芎茶调散、羚角钩藤汤、镇肝熄风汤、天麻钩藤饮。

（1）疏散外风剂表：

方　名	功效特点	主治应用
川芎茶调散 《和剂局方》	疏风止痛	外感风邪头痛。头痛、鼻塞、舌苔薄白、脉浮

（2）平熄内风表：

方　名	功效特点	主治应用
羚角钩藤汤 《通俗伤寒论》	凉肝熄风，增液舒筋	肝经热盛动风证。高热烦躁，手足抽搐，舌绛而干，脉弦数

方　名	功效特点	主治应用
镇肝熄风汤《医学衷中参西录》	镇肝熄风,滋阴潜阳。标本兼顾,以治标为主	类中风。头晕目眩,目胀耳鸣,脑部热痛,心中烦热,面色如醉,或时常噫气,或肢体渐觉不利,口角渐形歪斜;甚或眩晕颠仆,昏不知人,移时始醒;或醒后不得复原,脉弦长有力
天麻钩藤饮《中医内科杂病证治新义》	平肝熄风,清热凉血,补益肝肾	肝阳偏亢,肝风上扰。头痛,眩晕,失眠,舌红苔黄,脉弦

3. 熟悉大秦艽汤、小活络丹、牵正散、消风散、大定风珠。

方　名	功效特点	主治应用
大秦艽汤《素问病机气宜保命集》	疏风清热,养血活血	风邪初中经络证。口眼㖞斜,舌强不语,手足不能运动,微恶风发热,苔薄微黄,脉浮数

方　名	功效特点	主治应用
小活络丹《和剂局方》	祛风除湿，化痰通络，活血止痛	①风寒湿痹。肢体筋脉疼痛，关节屈伸不利。②中风，手足不仁，腰腿沉重，或腿臂间作痛
牵正散《杨氏家藏方》	祛风化痰，通络止痉	风痰阻于头面经络，口眼歪斜
消风散《外科正宗》	疏风养血，清热除湿	风疹、湿疹。皮肤瘙痒，疹出色红，抓破后渗出津水，脉浮数
大定风珠《温病条辨》	滋阴熄风	阴虚风动证。神倦瘛疭，舌绛苔少，脉气虚弱，时时欲脱

【释难解疑】

1. 川芎茶调散主治何证？为何以川芎为君药？

答：川芎茶调散主治外感风邪头痛。症见偏正头痛，或巅顶作痛，目眩鼻塞，或恶风发热，舌苔薄白，脉浮。方中川芎为血中气药，上行头目，为治诸经头痛要药，祛风活血而止头痛，长于治少阳、厥阴经头痛，故为君药。

2. 川芎茶调散方中重用薄荷、用法中茶清调服的意义何在?

答:川芎茶调散主治风邪头痛,方中薄荷疏风止痛,并能清利头目;原书于本方主治中载有"膈热",说明本方证不仅外有风邪,而且膈有郁热,故方中重用薄荷以散胸膈之热,以其之凉,可制诸风药之温燥,又能兼顾风为阳邪,易于化热化燥之特点。用时以清茶调下,取其苦凉轻清,清上降下,既可清利头目,又能制约风药的过于温燥与升散,使升中有降,防止诸药升散太过,与甘草同为佐使药。

3. 大秦艽汤为什么要配伍熟地、当归、白芍、川芎?

答:大秦艽汤所治的风邪初中经络证,多因正气不足,营血虚弱,脉络空虚,风邪乘虚入中,气血痹阻,经络不畅,加之"血弱不能养筋",故口眼歪斜、手足不能运动、舌强不能言语。且风药多燥,易伤阴血。故除用祛风清热药以外,还配以熟地、当归、白芍、川芎养血活血,使血足而筋自荣,络通则风易散,寓有"治风先治血,血行风自灭"之意,并能制诸风药之温燥。

4. 小活络丹的主治证候、病机、配伍特点是什么?

答:小活络丹主治风寒痰湿瘀血,痹阻经络所致的风寒湿痹,以肢体筋脉挛痛,关节屈伸不利为证候特点。方中以祛风、除湿、化痰通络药配合活血化瘀、散寒止痛药同用为配伍特点,具有祛风除湿,化痰通络,温经散寒,活血止痛之功,适用于风寒湿邪或痰湿瘀血留滞经络为病机的筋脉挛痛,关节屈伸不利,或手足不仁等证。

5. 牵正散功能"牵正"的机制何在?

答:牵正散专治风痰壅滞头面经络,口眼歪斜之证。白附子祛风化痰,善祛头面之风;僵蚕、全蝎搜风通络,祛痰止痉。热酒调服,宣通血脉,助药势以上行头面,直达病所。全方祛风痰,通经络,止痉挛,使风去痰消,经络畅通,故功能"牵正",是治疗风中经络所致口眼㖞斜的常用方。

6. 消风散主治何证? 其用药体现了哪些治法?

答:消风散主治风疹、湿疹,是由风湿或风热之邪侵袭人体,浸淫血脉,内不得疏泄,外不得透达,郁于肌肤腠理之间所致。痒自风而来,止痒必先疏风,对于湿邪热邪,宜清热燥湿,渗利湿热,然风热内郁,易耗伤阴血,湿热浸淫,易瘀阻血脉,故宜养血活血,是寓"治风先治血,血行风自灭"之意。方中用药以祛风为主,配伍祛湿、清热、养血诸法,为治疗风湿或风热,浸淫血脉所致风疹、湿疹之良方。

7. 消风散主治风疹、湿疹,为何配伍养血活血,滋

阴润燥之品?

答:消风散主治风疹、湿疹,由风湿或风热,浸淫血脉所致,而风热内郁易伤阴血;湿热浸淫,易瘀阻血脉;治疗用药中的荆芥、防风等疏风药,苍术、苦参、木通等祛湿之品也易伤阴血,故配伍当归、胡麻仁、生地等养血活血,滋阴润燥之品,既可补养已伤之阴血,又可制约祛风,燥湿诸药的过燥伤津,并寓"治风先治血,血行风自灭"之意。

8. 羚角钩藤汤为什么配伍滋阴、化痰之品?

答:羚角钩藤汤所治之证为温热病邪传入厥阴,肝经热盛,热极动风所致。方用羚羊角配伍钩藤,重在清热熄风。但肝经热盛动风,风火相煽,最易耗阴劫液,故用鲜地黄凉血滋阴,白芍养阴泄热,柔肝舒筋,二药与甘草相伍,酸甘化阴,养阴增液,舒筋缓急,以加强熄风解痉之力;而温病邪热每多炼液为痰,故以川贝母、鲜竹沥清热化痰。共收标本兼治之功。

9. 镇肝熄风汤为什么重用牛膝为君药?

答:该汤主治类中风,其病机为肝肾阴虚,肝阳上亢,气血逆乱。方中怀牛膝归肝肾经,入血分,性善下行,取其引血下行,并有补益肝肾之效,故重用为君药。

10. 镇肝熄风汤的配伍特点是什么?

答:镇肝熄风汤重用怀牛膝、代赭石等镇潜诸药以重镇降逆,引气血下行,配伍龟板、玄参、天冬、白芍滋养阴液,少佐茵陈、麦芽、川楝子之品疏肝清热和胃,以顺遂肝喜条达之性。全方配伍以镇肝与潜阳并用,滋阴与疏肝并施为特点,镇潜以治其标,滋阴以治其本,标本兼顾,而以治标为主。

11. 天麻钩藤饮的主治与用药有何特点?

答:天麻钩藤饮主治肝肾阴亏,肝阳偏亢,肝风上扰所致头痛、眩晕、失眠。证属本虚标实,而以标实为主。治以天麻、钩藤、石决明平肝熄风药为主,配伍川牛膝、杜仲、桑寄生补益肝肾,栀子、黄芩、益母草、夜交藤、朱茯神清热、活血安神之品;故其用药以镇肝潜阳之力较逊,但兼能清热安神为特点,主治以肝阳偏亢,肝风上扰,生风化热之头痛眩晕,伴有失眠者为宜。

12. 大定风珠为何由大队填补真阴药为主组成,原因何在?

答:大定风珠主治温病后期,真阴大亏,虚风内动,神倦瘛疭,时时欲脱之证。"此时邪气已去八、九,真阴仅存一、二",治当滋阴养液为首务。故本方虽属治风之剂,却无直接平肝熄风之品,方中以大队味厚滋阴养液药为主,佐以平肝潜阳之品,冀以填补欲绝之真阴,潜未尽之浮阳,平熄内动之虚风。寓熄风于滋养之中,使真阴得复,浮阳得潜,则虚风自熄,体现了治病求本的基本原则。

13. 大定风珠由何方加味而成？

答：本方由加减复脉汤（炙甘草、干地黄、生白芍、阿胶、麦冬、麻仁）加味变化而成。由于温病时久，邪热灼伤真阴，虚风内动，故加鸡子黄、五味子、龟板、鳖甲、牡蛎等滋阴潜阳之品，从而由滋阴润燥之方衍化而成滋阴熄风之剂。

【方剂歌诀记忆小站】

1. 川芎茶调散 **

川芎茶调散荆防，辛芷薄荷甘草羌，感冒风寒见鼻塞，偏正头痛悉能康。

谐音记忆：穷戒薄荷茶，甘心防枪支

川（芎） 荆（芥） （薄荷） 清（茶），

（甘）草 细（辛） （防）风 （羌）活 白（芷）

2. 大秦艽汤 *

大秦艽汤羌独防，芎芷辛芩二地黄；石膏归芍苓术草，养血祛风通治方。

3. 羚角钩藤汤 *

羚角钩藤茯菊桑，贝草竹茹芍地黄；阳邪亢盛成痉厥，肝风内动急煎尝。

谐音记忆：领狗上草地，主妇背白菊

（羚）羊角 （钩）藤 （桑）叶 生甘（草） 生

(地),

(竹)茹　(茯)神木　川(贝)　(白)芍　(菊)花

4. 镇肝熄风汤[**]

镇肝熄风芍天冬,玄参龟板赭茵共,龙牡麦芽甘膝楝,肝阳上亢奏奇功。

谐音记忆:天冬玄龙恋母龟,殷实国老喜烧卖

(天冬)　(玄)参　生(龙)骨　川(楝)子　生(牡)蛎　生(龟)板,

(茵)陈　生赭(石)　国老(即甘草)　怀牛(膝)生杭(芍)　(麦)芽

5. 天麻钩藤饮[**]

天麻钩藤石决明,栀杜寄生膝与芩,夜藤茯神益母草,主治眩晕与耳鸣。

谐音记忆:天狗鸣山中,一夜伏双牛(加黄芩)

(天)麻　(钩)藤　石决(明)　(山)栀　杜(仲)

(益)母草　(夜)交藤　朱(茯)神　(桑)寄生　川(牛)膝(加黄芩)

6. 大定风珠[*]

大定风珠鸡子黄,再合加减复脉汤;三甲连同五味子,滋阴息风是妙方。

7. 消风散[**]

消风散内有荆防,蝉蜕胡麻苦参苍,归地知膏蒡通

草,风疹湿疹服之康。

【思考题】

1. 分析薄荷在川芎茶调散和逍遥散中的作用及其主要的配伍关系。

答:川芎茶调散主治风邪头痛;方中薄荷疏风止痛,并能清利头目,与川芎、荆芥等药配伍同用,共奏疏风止痛之功。逍遥散主治肝郁血虚脾弱证;方中薄荷疏散郁遏之气,透达肝经郁热,与柴胡、当归、白术等药配伍同用,共奏疏肝理气,养血健脾之功。

2. 天麻钩藤饮与镇肝熄风汤均为熄风之剂,组方配伍以及主治证有何不同?

答:天麻钩藤饮与镇肝熄风汤均以平肝潜阳药为主,配伍补益肝肾之品组方,以治肝肾不足,肝阳偏亢,肝风内动,风阳上扰之头痛、眩晕之证。然镇肝熄风汤重用怀牛膝引血下行,配伍代赭石、龙骨、牡蛎镇肝降逆潜阳,龟板、白芍、玄参、天冬滋水涵木,益阴柔肝,茵陈、川楝子、生麦芽清热疏肝,故镇肝潜阳熄风之功大,并善引血下行,主治肝肾阴虚,肝阳偏亢,风阳上扰而偏于气血升逆之头痛眩晕,甚或中风者。天麻钩藤饮以天麻、钩藤、石决明平肝潜阳熄风,川牛膝、杜仲、桑寄生补益肝肾,栀子、黄芩、益母草、夜交藤、朱茯神清热、活血、安神,故镇肝潜阳之力较逊,但兼有清热安神之功,主治肝阳偏亢,肝风上扰,生风化热之头痛眩晕,伴有失眠者。

3. 试比较大定风珠、三甲复脉汤、阿胶鸡子黄汤的异同。

答:大定风珠、三甲复脉汤、阿胶鸡子黄汤均为滋阴熄风之剂,主治温病伤阴、虚风内动之证。惟功用和主治有强弱微甚之别,其中三甲复脉汤由炙甘草、干地黄、生白芍、麦冬、阿胶、麻仁、生牡蛎、生鳖甲、生龟板组成,滋阴熄风之功略逊,功能滋阴复脉,潜阳熄风,主治温病邪热久羁下焦,热深厥甚,心中憺憺大动,甚则心中痛,或手足蠕动,舌绛少苔,脉细促者;大定风珠在三甲复脉汤的基础上加鸡子黄、五味子而成,滋阴熄风之力较强,兼有收敛之功,适用于温病后期,真阴大亏,虚风内动,脉气虚弱,有时时欲脱之势者;阿胶鸡子黄汤配有钩藤、茯神木,故凉肝安神之力略胜,适用于邪热久羁,阴血不足,虚风内动,见有筋脉拘急,头目眩晕,脉细数而神志不安,心烦不寐者。

第十四章◎治燥剂

【重点直达】

1. 治燥剂的概念、适用范围、分类及使用注意。

（1）概念：凡以轻宣辛散或甘凉滋润药为主组成，具有轻宣外燥或滋阴润燥等作用，治疗燥证的方剂，统称治燥剂。立法依据："燥者濡之"、"燥者润之"（《素问·至真要大论》）

（2）适应范围：

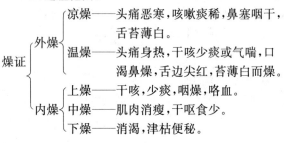

燥证
{
外燥
{
凉燥——头痛恶寒，咳嗽痰稀，鼻塞咽干，舌苔薄白。

温燥——头痛身热，干咳少痰或气喘，口渴鼻燥，舌边尖红，苔薄白而燥。
}

内燥
{
上燥——干咳，少痰，咽燥，咯血。

中燥——肌肉消瘦，干呕食少。

下燥——消渴，津枯便秘。
}
}

（3）分类：

1）轻宣外燥——外燥证

2）滋阴润燥——内燥证。

（4）注意事项：

1）分清外燥和内燥，外燥又须分清温燥或凉燥。

2）燥邪最易化热，伤津耗气，凡燥证患者忌用辛香耗津、苦寒化燥之品。

3）治燥剂甘凉濡润，易于助湿滞气，故脾虚便溏，或素体湿盛者忌用。

2. 掌握杏苏散、桑杏汤、清燥救肺汤、麦门冬汤、百合固金汤。

（1）清宣外燥剂表：

方　名	功效特点	主治应用
杏苏散《温病条辨》	轻宣凉燥，理肺化痰	外感凉燥证。恶寒无汗，咳嗽稀痰，鼻塞咽干，苔白脉弦
清燥救肺汤《医门法律》	清燥润肺，补益气阴	温燥伤肺，气阴两伤证。身热，干咳少痰，气逆而喘，舌红少苔，脉虚大而数

（2）滋阴润燥剂表：

方　　名	功效特点	主治应用
麦门冬汤《金匮要略》	滋养肺胃，降逆和中。体现培土生金法	①肺胃阴虚气逆之肺痿。咳唾涎沫，短气喘促。②胃阴不足，呕吐呃逆
养阴清肺汤《重楼玉钥》	养阴清肺，解毒利咽	阴虚肺燥之白喉
百合固金汤《慎斋遗书》	滋养肺肾，止咳化痰	肺肾阴虚，虚火上炎证。咳嗽气喘，痰中带血，咽喉燥痛，舌红少苔，脉细数

3. 熟悉增液汤。

方　　名	功效特点	主治应用
增液汤《温病条辨》	增液润燥，"增水行舟"	阳明温病，津亏肠燥，大便秘结

【释难解疑】

1. 分析杏苏散用药如何"治以温苦,佐以甘辛"？

答：杏苏散主治外感凉燥证,因凉燥外袭,肺失宣降,痰湿内阻所致,《素问·至真要大论》"燥淫于内,治以苦温,佐以甘辛"之旨。方中苏叶辛温不燥,发表散邪,宣发肺气,使凉燥之邪从外而散,杏仁苦温而润,降利肺气,润燥止咳,共为君药；前胡疏风散邪,降气化痰,既协助苏叶轻宣达表,又助杏仁降气化痰,桔梗、枳壳一升一降,助杏仁、苏叶理肺化痰,共为臣药；半夏、橘皮燥湿化痰,理气行滞；茯苓渗湿健脾,以杜生痰之源；生姜、大枣调和营卫以利解表,滋脾行津以润干燥,是为佐药；甘草调和诸药,合桔梗宣肺利咽,功兼佐使,故本方遵苦温甘辛之法,乃发表宣化,表里同治之方。

2. 为何杏苏散也可治疗风寒咳嗽？

答：本方系为外感凉燥,肺气不宣,痰湿内阻之证而设。凉燥的性质,实乃秋令"小寒"为患,与外感风寒是同一属性的病邪,所不同者,受邪较轻,且易于伤津化燥。本方苦温甘辛、除能发表宣化,止咳化痰之效亦佳,故临床也可用于治疗外感风寒咳嗽者。

3. 桑杏汤的用药剂量、煎煮时间有何特点？为什么？

答:桑杏汤由桑叶、杏仁、沙参、象贝、香豉、栀皮、梨皮组成,方中诸药用量较轻,皆一、二钱而已,且煎煮时间也不宜过长。因本方证受邪轻浅,身热不高,咳嗽不甚,故治以轻宣清透合以凉润为法。所谓"轻药不得重用,重用必过病所"。

4. 清燥救肺汤的配伍特点是什么?

答:清燥救肺汤清宣润肺与养阴益气并进,方中用药宣、清、润、降四法并用,气阴双补,且宣散不耗气,清热不伤中,滋润不腻膈,是本方的配伍特点。

5. 增液汤用药配伍有何特点?

答:增液汤以生地、玄参、麦冬养阴增液,治津亏肠燥所致大便秘结,用药以补药之体为泻药之用,生津润肠与滋养肺肾并用,以加强养液润燥通便之力,全方咸寒苦甘同用,旨在"增水行舟";三药用量俱重,药专力宏,即如原书所言:"作增水行舟之剂,非重用不为功"。

6. 通过麦门冬汤的组成用药,说明其配伍意义与配伍特点。

答:麦门冬汤的配伍特点有二:一是体现"培土生金"法,以人参佐以甘草、粳米、大枣益胃气,养胃阴,中气充盛,则津液自能上归于肺;二是于大量甘润剂(麦门冬)中少佐辛燥之品(半夏),配伍主从有序,润燥得宜,滋而不腻,燥不伤津。

7. 麦门冬汤主治虚热肺痿,为什么配伍温燥的半夏?

答:麦门冬汤所治虚热肺痿乃肺胃阴虚,气火上逆所致。方中佐以半夏降逆下气,化其痰涎;半夏虽属温燥之品,但用量很轻,与大剂量麦门冬配伍(7∶1),其燥性减而降逆之用存,且能开胃行津以润肺,又使麦门冬滋而不腻,相反相成,组成润燥降逆之剂。

8. 何为百合固金汤的君药?为什么?

答:百合固金汤是主治肺肾阴亏,虚火上炎,咳痰带血证的常用方。方中以百合、生地、熟地为君药。此三药之所以为君药,是因为百合固金汤滋养肺肾,止咳化痰,用百合滋阴清热,润肺止咳,生地、熟地滋肾壮水,三药合用,润肺滋肾,金水并补,故为君药。

9. 百合固金汤的配伍特点是什么?

答:百合固金汤配伍特点:一是滋肾保肺,金水并调,尤以润肺止咳为主;二为滋养之中兼以凉血止血,宣肺化痰,标本兼顾,但以治本为主。

【方剂歌诀记忆小站】

1. 杏苏散 **

杏苏散内二陈全,枳桔前胡姜枣研,轻宣温润治凉燥,咳止痰化病自痊。

2. 桑杏汤

桑杏汤中浙贝宜,沙参栀豉与梨皮,干咳鼻涸又身热,清宣凉润温燥医。

3. 清燥救肺汤 **

清燥救肺参草杷,石膏胶杏麦胡麻;经霜收下冬桑叶,清燥润肺效可嘉。

谐音记忆:爸妈炒桑叶,高人卖胶仁

枇(杷)叶　胡(麻)仁　甘(草)　(桑叶)

石(膏)　(人)参　(麦)门冬　阿(胶)　杏(仁)

4. 麦门冬汤 **

麦门冬汤用人参,枣草粳米半夏存,咳逆呕吐并虚火,滋养肺胃宜煎烹。

5. 益胃汤 *

《温病条辨》益胃汤,沙参麦地合成方,玉竹冰糖同煎服,温病须虑津液伤。

6. 养阴清肺汤 *

养阴清肺是妙方,芍草玄参麦地黄;薄荷贝母丹皮入,时疫白喉急煎尝。

7. 百合固金汤 **

百合固金二地黄,玄参贝母桔草藏,麦冬芍药当归合,喘咳痰血金水伤。

8. 增液汤 *

增液汤用玄地冬,滋阴润燥有殊功,热病津枯肠燥结,增水行舟便自通。

9. 玉液汤 ∗∗

玉液汤中芪葛根,鸡金知味药花粉;饮一溲一消渴证,益气生津显效能。

【思考题】

1. 桑杏汤与清燥救肺汤同治温燥伤肺,如何区别应用?

答:桑杏汤与清燥救肺汤同治温燥伤肺,但病证有轻重之分。桑杏汤证属温燥邪伤肺卫,肺津受灼之轻证,症见身热不甚、干咳无痰或痰少而黏、右脉数大者,治以轻宣清透合以凉润为法;清燥救肺汤证为温燥伤肺,气阴两伤之重证,症见身热、干咳无痰,甚者气逆而喘、胸膈满闷、脉虚大而数者。

2. 清燥救肺汤与百合固金汤均治燥咳,其病机、主治有何不同?

答:清燥救肺汤和百合固金汤均有养阴润燥作用,用治干咳少痰之燥咳。但清燥救肺汤主治外感温燥所致,以干咳少痰,头痛身热、咽喉干燥、心烦口渴为主要见症。而百合固金汤主治肺肾阴亏,虚火上炎的阴虚内燥咳嗽;以干咳少痰,手足心热、盗汗、咽喉燥痛、痰多带血、舌红少苔、脉细数等主要见症。

3. 养阴清肺汤与百合固金汤均治肺肾阴虚,在组成、功用、辨证选用方面有何异同点?

答:养阴清肺汤与百合固金汤均有养阴润燥作用,皆治肺肾阴虚,组成中都有生地、麦冬、玄参、贝母、白芍、甘草。但养阴清肺汤药物组成又配有丹皮、薄荷,功用养阴清肺,解毒利咽,主治阴虚燥热的白喉之证,临床选用以喉间起白如腐,不易拭去,咽喉肿痛,鼻干唇燥,脉数无力为辨证要点;百合固金汤还配有熟地、百合、归身、桔梗,功用滋养肺肾,止咳化痰,主治肺肾阴亏,虚火上炎而致咳痰带血之证,临床选用以咳嗽气喘,咽喉燥痛,舌红少苔,脉细数为辨证要点。

第十五章 ◎ 祛湿剂

【重点直达】

1. 熟悉祛湿剂的概念、适用范围、分类及使用注意。

（1）概念：凡以祛湿药为主组成，具有化湿利水，通淋泄浊作用，治疗水湿病证的方剂，统称为祛湿剂。立法依据："湿淫于内，治以苦热，佐以酸淡，以苦燥之，以淡泄之。"（《素问·至真要大论》）

（2）适应范围：

1）外湿：湿邪侵袭人体肌表、经络、筋骨、关节而致，多见头痛身重，肢体酸楚疼痛，或面目浮肿等证候。

2）内湿：饮食不节，损伤脾胃，湿浊内生，或素体脾肾阳虚，水湿内停所致，多见胸脘痞闷，呕恶泄泻，小便淋浊，肢体水肿，或黄疸等证候。

（3）分类：

1)化湿和胃——湿浊内阻,脾胃失和证。

2)清热祛湿——湿热外感或湿热内盛,以及湿热下注证证。

3)利水渗湿——水湿内停病证。

4)温化寒湿——寒湿病证。

5)祛风胜湿——风湿在表病证或风湿痹证。

（4）注意事项:

1)湿邪每易阻碍气机,故祛湿剂中常配伍理气之药,以求"气化则湿亦化"。

2)本类方剂多由芳香温燥或甘淡渗利之品组成,易耗伤阴津,故素体阴亏、体虚、孕妇应慎用。

3)脾虚水肿及孕妇水肿者,宜慎用,必要时宜配伍健脾、安胎之品以顾正气。

2. 掌握平胃散、藿香正气散、茵陈蒿汤、八正散、三仁汤、甘露消毒丹、五苓散、苓桂术甘汤、真武汤、实脾散、独活寄生汤。

（1）燥湿和胃剂表:

方　名	功效特点	主治应用
平胃散 《简要济众方》	燥湿运脾,行气和胃	湿滞脾胃证。脘腹胀满,舌苔厚腻

方　名	功效特点	主治应用
藿香正气散 《太平惠民 和剂局方》	解表化湿，理气和中	外感风寒，内伤湿滞证。恶寒发热，上吐下泻，舌苔白腻

（2）清热利湿剂表：

方　名	功效特点	主治应用
茵陈蒿汤 《伤寒论》	清热利湿退黄。利湿与泄热同用，通腑与逐瘀并行，使湿热瘀滞从二便分消	湿热黄疸。一身面目俱黄，黄色鲜明，舌苔黄腻，脉沉数或滑数有力
八正散 《太平惠民 和剂局方》	清热泻火，利尿通淋	湿热淋证。尿频尿急，溺时涩痛，舌苔黄腻，脉滑数
三仁汤 《温病条辨》	宣畅气机，利湿清热。宣上、畅中、渗下，使湿热之邪从三焦分解	湿温初起及暑温夹湿，湿重于热证。头痛恶寒，身重疼痛，午后身热，苔白不渴
甘露消毒丹 《医效秘传》	利湿化浊，清热解毒	湿瘟时疫，邪在气分，湿热并重证。身热肢酸，胸闷腹胀，口渴尿赤，或咽痛身黄，舌苔白腻或微黄

（3）利水渗湿剂表：

方　名	功效特点	主治应用
五苓散 《伤寒论》	利水渗湿，温阳化气	①蓄水证。小便不利，头痛微热，烦渴欲饮，甚则水入即吐，脉浮。②水湿内停证。水肿，泄泻，小便不利，以及霍乱吐泻等。③痰饮

（4）温化寒湿剂表：

方　名	功效特点	主治应用
苓桂术甘汤 《金匮要略》	温阳化饮，健脾利湿	中阳不足之痰饮。胸胁支满，目眩心悸，舌苔白滑
真武汤 《伤寒论》	温阳利水	①阳虚水泛证。肢体浮肿或沉重，畏寒肢冷，腹痛泄泻，小便不利，头目眩晕，身体筋肉瞤动，舌质淡胖，舌苔白滑，脉沉细。②太阳病发汗太过，阳虚水泛证

方　名	功效特点	主治应用
实脾散《重订严氏济生方》	温阳健脾，行气利水	脾肾阳虚，水气内停之阴水。身半以下肿甚，手足不温

（5）祛风胜湿剂表：

方　名	功效特点	主治应用
独活寄生汤《备急千金要方》	祛风湿，止痹痛，益肝肾，补气血	痹症日久，肝肾两虚，气血不足证。腰膝冷痛，肢节屈伸不利

3. 熟悉连朴饮、当归拈痛汤、猪苓汤、防己黄芪汤、萆薢分清散。

方　名	功效特点	主治应用
连朴饮《霍乱论》	清热化湿，理气和中	湿热霍乱。吐泻烦闷，小便短赤，苔黄腻，脉滑数
当归拈痛汤《医学启源》	清热利湿，疏风止痛	湿热相搏，外受风邪证。肢节沉重肿痛，舌苔白腻微黄，脉数

方　名	功效特点	主治应用
猪苓汤《伤寒论》	利水渗湿为主，兼以养阴清热	①水热互结兼阴伤之证。小便不利，发热，口渴，舌红，脉细数。②热淋、血淋
防己黄芪汤《金匮要略》	益气祛风，健脾利水	表虚不固之风水或风湿证。汗出恶风，身重疼痛，小便不利，苔白脉浮
萆薢分清散《杨氏家藏方》	温肾利湿，分清化浊	下焦虚寒之膏淋、白浊，小便频数，浑浊不清，白如米泔，凝如膏糊

【释难解疑】

1. 平胃散的用药与主治有何特点？

答：平胃散为燥湿和胃的基础方。本方的用药特点，是燥湿与行气并用，以苍术为君，配伍厚朴，重在燥湿以健脾，兼行气以化湿；使湿浊得化，气机调畅，脾复健运，则诸症可除。全方用药从辛、从燥、从苦，而能消、能散，临证应用惟有滞、有湿、有积者宜之。因此本方主治以湿邪困脾为特点，随证加减广泛用于湿阻脾胃之证。

2. 藿香正气散为何以藿香为君药？

答:藿香正气散主治外感风寒,内伤湿滞证。藿香在方中用量偏重,既以其辛温之性而解在表之风寒,又取其芳香之气而化在里之湿浊,且可辟秽和中而止呕,《药品化义》称其有"主持正气之力",为治霍乱吐泻之要药,故以藿香为君药。

3. 藿香正气散的配伍特点是什么?

答:藿香正气散以藿香为君,配以解表、化湿、和中之品,组成外散风寒,内化湿浊之方。其配伍特点是外散风寒与内化湿滞相伍,健脾利湿与理气和胃共施,使风寒外散,湿浊内化,气机通畅,清升浊降,则风寒内湿所至的霍乱吐泻自已。

4. 茵陈蒿汤治疗湿热黄疸的机制何在?

答:湿热黄疸治宜清热,利湿,退黄。茵陈蒿汤中重用茵陈为君药,本品苦泄下降,善能清热利湿,为治黄疸要药。栀子清热降火,通利三焦,助茵陈引湿热从小便而去。大黄泻热逐瘀,通利大便,导瘀热从大便而下。三药合用,利湿与泄热并进,使湿热从二便排出。此乃茵陈蒿汤治湿热黄疸之机制。

5. 八正散的配伍有何特点? 大黄在本方中的作用是什么?

答:八正散的配伍特点是集大队苦寒清热利水通淋之药于一方,并配以通利二便,导热下行之药,是治疗湿热淋证、癃闭不通的常用方。

本方主治证中并无便秘症状,方中加入大黄,不在攻实通便,而是取其苦寒下行的清热降火之用,使湿热之邪直下大肠,与利水通淋药合用,共奏清热通淋之功。对于心经邪热所致的口舌生疮、咽喉肿痛,本方亦有开导降泄作用。

6. 三仁汤是如何宣上、畅中、渗下并进的?

答:三仁汤主治湿温初起,邪在气分,郁遏不达,常波及三焦,治宜宣畅气机,清利湿热。方中杏仁宣利上焦肺气,气化则湿化;白蔻仁行气宽中,畅中焦之脾气;薏苡仁渗湿利水,疏导下焦,使湿热从小便而出。三仁合用,宣上、畅中、渗下,体现三焦分消的治法。

7. 三仁汤证的治法"三戒"是什么? 为什么?

答:三仁汤证的治法"三戒":一者,不可见其头痛恶寒,以为伤寒而汗之,汗伤心阳,则神昏耳聋,甚则目瞑不欲言;二者,不可见其中满不饥.以为停滞而下之,下伤脾胃,湿邪乘势下注,则为洞泄;三者,不可见其午后身热,以为阴虚而用柔药润之,湿为胶滞阴邪,再加柔润阴药,两阴相合,则有锢结不解之势。

8. 三仁汤中为何要配伍半夏、厚朴芳香温燥之品?

答:三仁汤证是主治湿温初起,邪在气分,湿多热少证。湿为阴邪,得寒则凝,得热则行。若单用苦寒清热利湿之药,恐有寒凝碍湿之弊,少佐半夏、厚朴芳香温燥之品,既可防止冰伏湿遏,又可助脾运湿,增强化湿理气调中之力,使热随湿消。

9. 甘露消毒丹为何以滑石、茵陈、黄芩为君药?

答:甘露消毒丹为治疗湿温时疫属湿热并重证候之常用方。方中滑石甘淡渗利,性寒而滑,尤长于清利湿热;茵陈苦而微寒,善于清泄肝胆湿热,利湿退黄;黄芩清热燥湿,泻火解毒,三者相配,清热、利湿,两擅其功,切中湿热并重的病机,故重用为君药。

10. 连朴饮的用药配伍与主治病证有何特点?

答:连朴饮为治疗湿热霍乱的主方,用药配伍上清热与燥湿并行,辛开苦降,升清降浊。以黄连清热燥湿,厚朴行气化湿,重用芦根清热和胃、止呕除烦,组成清热化湿,理气和中之剂,是主治湿热并重,以呕吐为主症的霍乱之常用方。

11. 当归拈痛汤主治何证?为何重用羌活、茵陈?

答:当归拈痛汤主治风湿热痹、湿热脚气属湿热相搏,湿邪偏重证候之常用方。方中羌活辛散祛风,苦燥胜湿,且善通痹止痛;茵陈善能清热利湿,《本草拾遗》尚言其能"通关节,去滞热",两药相合,共成祛湿疏风,清热止痛之功,故重用羌活、茵陈为君药。

12. 主治湿热下注证的二妙散,为何配以温燥的苍术?

答:二妙散以清热燥湿的黄柏为君药,臣以苍术。苍术苦温性燥,辛香而散,既善燥湿化浊以运脾,杜生湿之源,又能辛散疏风而祛湿,散在外之湿,性虽温燥,与苦寒的黄柏相伍,其温燥之性减,燥湿之功存,故配合同用,功能清热燥湿,为治疗湿热下注所致的痿、痹、脚气、带下、湿疮等证的基础方。

13. 五苓散为利水之剂,为何能治烦渴欲饮?

答:五苓散主治证中的"烦渴欲饮",原因水蓄下焦不化,郁遏阳气,气不化津,津液不能上承于口所致。方中用泽泻、猪苓、茯苓利水渗湿,白术健脾燥湿,合桂枝以助膀胱气化,使小便通利,水去津布,烦渴亦止。故五苓散虽为利水之剂,却可治蓄水不化的烦渴欲饮。

14. 五苓散中配伍桂枝的意义何在?

答:五苓散主治证乃伤寒表邪未解,邪传太阳之腑,以致膀胱气化不利,水湿内停所致。膀胱的气化有赖于阳气的蒸腾,方中桂枝辛温通阳,内可温阳化气以助利水,外则散风寒以祛表邪,与泽泻、猪苓、茯苓、白术相伍,组成化气利水之剂。

15. 猪苓汤中配伍阿胶的意义是什么?

答:猪苓汤为治水热互结于膀胱,兼有阴虚证的代表方。方中配伍阿胶滋阴润燥，既补热灼所伤之阴，又防诸药渗利重伤阴血。与猪苓、泽泻、茯苓、滑石诸药合用，利水渗湿与清热育阴并进，虽重在利水渗湿，但由于配伍了阿胶，故利水而不伤阴，滋阴不敛邪，使热清阴复，小便通利，诸症自愈。

16. 防己黄芪汤中防己、黄芪的配伍意义是什么？

答：防己黄芪汤中防己利水消肿，祛风除湿，通痹止痛；黄芪益气固表，兼可利水消肿，两者合用，益气祛风，利水消肿，且祛风除湿而不伤正，益气固表而不恋邪，使风湿俱去，表虚得固，故为君药。

17. 苓桂术甘汤中苓桂相合意义何在？

答：苓桂术甘汤为治疗中阳不足之痰饮病之代表方。方中重用甘淡的茯苓健脾渗湿，以杜生痰之源，为君药；饮属阴邪，非温不化，故用桂枝通阳化气，温化痰饮，为臣药；苓、桂相伍，一利一温，温化渗利，针对痰饮病机，具有温中阳，健脾运，祛水湿，化痰饮之功。

18. 真武汤的主治病证病机是什么？及方中配伍白芍的意义是什么？

答：真武汤的主治水肿病证的病机是脾肾阳虚，水湿泛溢。

方中配伍白芍的意义有四：一是利小便以行水气；二是柔肝缓急以止腹痛；三者敛阴舒筋以止筋惕肉瞤；

四可防止附子温燥伤阴,以利于久服缓治。

19. 实脾散与真武汤均可用于阳虚水肿,两方的临证选用有何不同?

答:实脾散与真武汤均能温暖脾肾,利水渗湿,主治阴水之证。但真武汤偏于温肾,实脾散偏于暖脾;真武汤温阳利水,兼能敛阴缓急,故主治阳虚停水,兼有腹痛或身瞤动者;实脾散助阳散寒之力略胜,且能行气导滞,故主治阳虚水肿,身半以下肿甚,兼有胸腹胀满者。两方同中有异,临证当酌情选用。

20. 《杨氏家藏方》萆薢分清饮与《医学心悟》萆薢分清饮在用药、主治上有何异同?

答:两方在用药上均有萆薢、石菖蒲利湿分清化浊,都可用治小便白浊。但《杨氏家藏方》萆薢分清饮中还有益智、乌药;其性偏温,功可温补下元,主治下焦虚寒之膏淋、白浊。《医学心悟》萆薢分清饮还有黄柏、车前子、莲子心、丹参、茯苓、白术,功可清热利湿,主治湿热白浊,小便浑浊者。

21. 羌活胜湿汤的用药与主治病证有何特点?

答:羌活胜湿汤用药以羌、独活配蔓荆子、藁本、川芎、防风,方中汇集大队辛温升散之品,以祛风胜湿止痛为特点,但解表之功量轻力缓,意在微发其汗,使在表之风湿随汗而解。主治风湿客于肌表经络之证,以头身重痛为主而恶寒发热之表证不著为特点。

22. 独活寄生汤主治何证？用药的配伍特点是什么？

答：独活寄生汤主治痹证日久，肝肾两虚，气血不足证。症见腰膝疼痛、痿软，肢节屈伸不利，或麻木不仁，畏寒喜温，心悸气短，舌淡苔白，脉细弱。用药的配伍特点是以祛风寒湿邪为主，辅以补肝肾、益气血之品，邪正兼顾，祛邪不伤正，扶正不留邪。

【方剂歌诀记忆小站】

1. 平胃散 **

平胃散用朴陈皮，苍术甘草四般宜；燥湿行气消胀满，湿困脾胃此方医。

2. 藿香正气散 **

藿香正气大腹苏，甘桔陈苓术朴俱，夏曲白芷加姜枣，风寒暑湿并能除。

3. 茵陈蒿汤 **

茵陈蒿汤大黄栀，瘀热阳黄此方施，便难尿赤腹胀满，清热利湿总相宜。

4. 八正散 **

八正木通与车前，萹蓄大黄栀滑研，草梢瞿麦灯心入，湿热诸淋宜服煎。

谐音记忆：黄山边区，"六一"通车

大(黄) （山）栀子 （萹）蓄 （瞿）麦，

六一(即滑石、甘草) 木（通） （车）前子

5. 三仁汤 **

三仁杏蔻薏苡仁，朴夏通草滑竹成，宣上畅中兼渗下，湿重热轻在气分。

谐音记忆：三人扑通滑竹下

三人(杏仁 蔻仁 薏苡仁) 厚（朴） （通）草 （滑)石 （竹)叶 半（夏）

6. 甘露消毒丹 **

甘露消毒蔻藿香，茵陈滑石木通菖，芩翘贝母射干薄，湿热留恋是主方。

谐音记忆：秦香莲被射，花和尚忍隐痛

黄（芩） 藿（香） （连)翘 川（贝） （射)干，

（滑)石 薄（荷） （菖)蒲 白蔻（仁） （茵)陈 木（通）

7. 五苓散 **

五苓散治太阳腑，白术泽泻猪苓茯，桂枝化气兼解表，小便通利水饮逐。

谐音记忆：择双领贵族

（泽)泻 猪（苓） 茯（苓） （桂)枝 白（术）

8. 猪苓汤 *

猪苓汤内有茯苓，泽泻阿胶滑石并，小便不利兼烦

渴,滋阴利水此方灵。

谐音记忆:猪苓腹泻滑跤

（猪苓）（茯）苓　泽（泻）　（滑）石　阿（胶）

9. 苓桂术甘汤*

苓桂术甘痰饮方,温药和之四般尝。

10. 真武汤**

真武汤温肾中阳,附子苓术芍生姜,脾肾虚寒肢体肿,悸眩瞤惕急煎尝。

谐音记忆:伯伯拎浆糊

（白）术　（白）芍　茯（苓）　生（姜）　（附）子

11. 实脾散*

实脾术苓与木瓜,甘草木香大腹加;草果姜附兼厚朴,虚寒阴水效堪夸。

谐音记忆:二佛煮子姜,瓜果扑甘香

二佛　（附子　茯苓）　白（术）　大腹（子）　干（姜）,

木（瓜）　草（果）　厚（朴）　（甘）草　木（香）

12. 独活寄生汤**

独活寄生尤辛防,归芎地芍桂苓襄,杜仲牛膝加参草,扶正祛风久痹良。

13. 二妙散

二妙散中苍柏煎,若云三妙牛膝添,四妙再加薏苡仁,湿热下注痿痹痓。

14. 防己黄芪汤 **

《金匮》防己黄芪汤,白术甘草加枣姜,益气祛风行水良,表虚风水风湿康。

15. 羌活胜湿汤 *

羌活胜湿草独芎,蔓荆藁本与防风,风湿在表头身痛,祛风胜湿有殊功。

16. 萆薢分清散 **

萆薢分清石菖蒲,乌药益智共煎煮;尿频白浊膏淋病,分清化浊病可除。

【思考题】

1. 陈皮在平胃散、橘皮竹茹汤、补中益气汤、异功散中的配伍意义有何不同?

答:陈皮"同补药则补,同泻药则泻,同升药则升,同降药则降。"在平胃散中,陈皮理气燥湿,使苍术、厚朴燥湿运脾之力得到加强;即"同泻药则泻"。在橘皮竹茹汤中,陈皮理气健胃,和中止呕,同生姜、竹茹合用,使和胃降逆之功更著;即"同降药则降"。在补中益气汤中,陈皮理气和胃,化湿醒脾调中,使甘温补气而不壅滞,同升麻、柴胡相合,则升清举陷之功更强;即"同升药则升"。在异功散中,陈皮理气化滞,燥湿和胃,同人参、白术相伍,使健脾益气之效增强;即"同补药则补"。

2. 比较平胃散、藿香正气散两方组成、功用、主治的异同点?

答：平胃散、藿香正气散两方组成上均有陈皮、厚朴、甘草、生姜、大枣；功能理气化湿和中，均可用治脾胃湿滞所致恶心呕吐，舌苔白腻等症。

不同的是：平胃散组成中还配伍苍术；藿香正气散中还配有藿香、大腹皮、白芷、紫苏、茯苓、半夏曲、桔梗。功用上平胃散重在燥湿运脾；藿香正气散兼能解表化湿。平胃散主治湿滞脾胃证，症见脘腹胀满，不思饮食，口淡无味，嗳气吞酸，肢体沉重，苔白腻而厚，脉缓等；藿香正气散主治外感风寒，内伤湿滞证。症见恶寒发热，头痛，胸膈满闷，脘腹疼痛，肠鸣泄泻，及山岚瘴疟等。

3. 大黄在茵陈蒿汤、复元活血汤及凉膈散中的作用及主要配伍。

答：茵陈蒿汤主治湿热黄疸，大黄在方中泻热逐瘀，通利大便，配伍茵陈蒿、栀子，共奏清热利湿退黄之功。复元活血汤主治跌打损伤，瘀血滞留胁肋，气机阻滞，大黄在方中荡涤凝瘀败血，导瘀下行，推陈致新，配伍柴胡等同用共奏活血祛瘀，疏肝通络之功。凉膈散主治上中二焦邪郁生热，聚于胸膈之证，大黄在方中泻火通便,配伍连翘、黄芩、山栀等药同用共奏泻火通便,清上泄下之功。

4. 甘露消毒丹和三仁汤在组成、功用、临床运用有何不同?

答:甘露消毒丹和三仁汤均可用于湿热留滞气分证,除都用白蔻仁、滑石外,甘露消毒丹组成中还重用茵陈、黄芩,配伍石菖蒲、川贝母、木通、藿香、连翘、薄荷、射干等悦脾和中,清热解毒之品;清热利湿并中,兼能化浊解毒;适宜于湿温时疫,邪在气分,湿热并重证,临床应用以身热肢酸,口渴尿赤,或咽痛身黄,舌苔白腻或微黄为辨证要点。

三仁汤中还配有杏仁、薏苡仁、通草、竹叶、厚朴、半夏等利湿、清热、行气之品,重在宣畅三焦气机,以清利湿热。适宜于湿温初起及暑温挟湿,湿重于热者,临床应用以头痛恶寒,身重疼痛,午后身热,苔白不渴为辨证要点。

5. 五苓散、猪苓汤在主治证病机、治法和选药组方上有何异同?

答:五苓散与猪苓汤均为利水渗湿之剂,其中泽泻、茯苓、猪苓为两方共有药物,皆治小便不利、身热口渴等。然五苓散主治的蓄水证,乃因水湿内盛,膀胱气化不利而致,症见舌苔白,脉浮或缓等;故配伍桂枝温阳化气兼解太阳未尽之邪,白术健脾燥湿,共成温阳化气利水之剂。猪苓汤主治乃邪气入里化热,水热互结,灼伤阴津而成里热阴虚,水气不利之证,症见舌红,脉细数。故配伍滑石清热利湿,阿胶滋阴润燥,共成清热养阴利水之方。

6. 防己黄芪汤为何既能治疗风水,又能治疗风湿?

答:防己黄芪汤为治表虚之风湿、风水证的常用方。水之与湿,异名同类,防己黄芪汤功能益气祛风,健脾利水。方中防己、黄芪共为君药,防己祛风行水,黄芪益气固表,兼可利水,两者相合,祛风除湿而不伤正,益气固表而不恋邪,使风湿俱去,表虚得固。臣以白术补气健脾祛湿,既助防己祛湿行水之功,又增黄芪益气固表之力。佐入姜、枣调和营卫。甘草和中,兼可调和诸药。诸药相伍,祛风与除湿健脾并用,扶正与祛邪兼顾,使风湿俱去,诸症自除,故既能治疗风水,又能治疗风湿,一方而治风湿、风水两证。

7. 羌活胜湿汤与独活寄生汤在组成、功用及主治方面有何异同?

答:羌活胜湿汤与独活寄生汤功能祛风胜湿,同治风湿痹证。两方的组成药物除独活、防风、川芎、甘草外,羌活胜湿汤中还伍有羌活、藁本、蔓荆子;功偏于祛在表之风湿,止头身疼痛,主治风湿在表之痹证,症见肩背痛不可回顾、头痛身重,或腰脊疼痛,难以转侧,苔白,脉浮。独活寄生汤中还配有寄生、杜仲、牛膝、细辛、秦艽、茯苓、肉桂心、人参、当归、芍药、干地黄;功偏于祛在里之风湿,止痹痛,并能益肝肾,补气血。主治痹证日久,肝肾两虚,气血不足证,症见腰膝疼痛、痿软、肢节屈伸不利,或麻木不仁,畏寒喜温,心悸气短,舌淡苔白,脉细弱。

8. 黄芪在防己黄芪汤、当归补血汤、玉屏风散、补中益气汤、补阳还五汤的配伍意义是什么?

答:防己黄芪汤中黄芪益气固表,兼可利水。当归补血汤重用黄芪其义有二:补气而专固肌表,即"有形之血不能速生,无形之气所当急固"之理,此其一;大补脾肺之气,以资化源,使气旺血生,有形之血生于无形之气,此其二。玉屏风散中黄芪内可大补脾肺之气,外可固表止汗。补中益气汤重用黄芪补中益气,升阳固表。补阳还五汤重用生黄芪,补益元气,意在气旺则血行,瘀去而络通。

第十六章 ◎ 祛痰剂

【重点直达】

1. 熟悉祛痰剂的概念、适用范围、分类及使用注意。

（1）概念：凡以祛痰药物为主组成，具有消除痰涎作用，治疗各种痰病的方剂，统称为祛痰剂。

（2）适应范围：

$$1）痰病\begin{cases}湿痰——脾失健运，湿郁气滞。\\热痰——邪热内盛，灼津为痰。\\燥痰——燥邪灼津，炼液为痰。\\寒痰——阳虚生寒，寒与痰凝。\\风痰——肝风内动，挟痰上扰。\end{cases}$$

2）因痰而致的病证：咳嗽、喘促、头痛、眩晕、胸痹、呕吐、中风、痰厥、癫狂、惊痫以及痰核、瘰疬等。

（3）分类：

1）燥湿化痰——湿痰证。

2）清热化痰——热痰证。

3）润燥化痰——燥痰证。

4）温化寒痰——寒痰证。

5）化痰熄风——内风挟痰证。

（4）注意事项：

1）辨别痰病的性质，区别其寒热燥湿。

2）有咳血倾向者，不宜用燥烈之剂，以免引起大量咯血。

3）表邪未解或痰多者，慎用滋润之品，以防留邪。

2. 掌握二陈汤、温胆汤、清气化痰丸、半夏白术天麻汤。

（1）燥湿化痰剂表：

方　名	功效特点	主治应用
二陈汤《太平惠民和剂局方》	燥湿化痰，理气和中	湿痰证。咳嗽，呕恶，痰多色白易咯，舌苔白腻，脉滑
温胆汤《三因极一病证方论》	理气化痰，和胃利胆	胆郁痰扰证。心烦不寐，眩悸呕恶，苔白腻，脉弦滑

（2）清热化痰剂表：

方　名	功效特点	主治应用
清气化痰丸《医方考》	清热化痰，理气止咳。清热与化痰并重	痰热咳嗽。咳嗽咯痰黄稠，胸膈痞闷，舌红苔黄腻，脉滑数

（3）化痰熄风剂表：

方　名	功效特点	主治应用
半夏白术天麻汤《医学心悟》	化痰熄风，健脾祛湿	风痰上扰证。眩晕头痛，舌苔白腻，脉弦滑

3. 熟悉小陷胸汤、贝母瓜蒌散、苓甘五味姜辛汤。

方　名	功效特点	主治应用
小陷胸汤《伤寒论》	清热化痰，宽胸散结	痰热互结之小结胸证。胸脘痞满，按之则痛，舌红，苔黄腻，脉滑数
贝母瓜蒌散《医学心悟》	润肺清热，理气化痰	燥痰咳嗽。咳嗽呛急，咯痰难出，咽喉干燥，苔白而干
苓甘五味姜辛汤《金匮要略》	温肺化饮	寒饮咳嗽。咳嗽痰多稀白，舌苔白滑，脉弦滑

【释难解疑】

1. 二陈汤中"二陈"相配的寓意何在?

答:二陈汤中"二陈"即半夏与橘红。半夏辛温性燥,善能燥湿化痰,且又和胃降逆,为君药。橘红既可理气行滞,又能燥湿化痰,为臣药。君臣相配,寓意有二,一是化痰与理气合用,增强燥湿化痰之力,体现治痰先理气,气顺则痰消之意;二为半夏、橘红皆以陈久者良,而无过燥之弊。

2. 温胆汤的用药为什么温凉兼进?

答:温胆汤以二陈汤加枳实、竹茹而成,综合全方,半夏、陈皮、生姜偏温,竹茹、枳实偏凉,其用药温凉兼进,故令全方不寒不燥,理气化痰以和胃,胃气和降则胆郁得舒,痰浊去则胆无邪扰,是主治胆胃不和,痰浊内扰所致虚烦不眠,呕吐呃逆以及眩晕、癫痫等病证的常用方。

3. 清气化痰丸的辨证要点及配伍特点是什么?

答:清气化痰丸为治疗痰热咳嗽的常用方。临床应用以咯痰黄稠、胸膈痞闷,舌红苔黄腻,脉滑数为辨证要点。方中以化痰药与清热、理气药并用为配伍特点。俾气顺则火降,火清则痰消,痰消则火无所附,诸症悉除。

4. 清气化痰丸中配伍理气药的意义何在?

答:清气化痰丸中除用清热化痰药,还配伍理气药,其意主要是加强清解痰热的作用。因痰之与气,关系密切,气郁可生痰,痰生又阻气,故于祛痰剂中,加入陈皮、枳实等理气之品,使气机调畅,有助于消痰。且气有余便是火,火盛灼津亦可生痰,故治痰者,当顺其气,气顺不郁,亦无由化火生痰。故前人有"治痰者必先降其火,治火者必先顺其气也"的说法。

5. 小陷胸汤中配伍黄连、半夏有何意义?

答:小陷胸汤主治痰热结于心下的小结胸证,治宜清热化痰,宽胸散结。故方中取黄连之苦寒,清热降火,开心下之痞;取半夏之辛燥,降逆化痰,散心下之结。两者合用,体现辛开苦降的配伍特点,与瓜蒌相伍,则润燥相得,清热涤痰,散结开痞。

6. 主治燥痰的贝母瓜蒌散为何配伍温燥的橘红、渗利的茯苓?

答:贝母瓜蒌散功能润肺清热化痰,为治疗燥痰咳嗽的常用方。凡痰之所成,皆因湿聚;痰之已成,又易滞气,无论湿痰抑或燥痰,多配伍理气化痰或健脾化痰之品;贝母瓜蒌散除用润肺清热化痰药外,又伍用橘红理气化痰,使气顺则痰消;茯苓祛湿健脾,以治致痰之本;但橘红温燥、茯苓渗利,故用量颇轻,少佐于贝母、瓜蒌、花粉等清润化痰药中,则可去性存用。

7. 苓甘五味姜辛汤的配伍特点是什么?

答:苓甘五味姜辛汤为治寒饮的常用方剂,"病痰饮者,当以温药和之",故以干姜、细辛、五味子三药配伍,一温一散一收,有相得益彰之妙,与茯苓、甘草相合,温散并行,开合相济,祛邪而不伤肺气,邪去则肺气安和。该方配伍特点是温散并行、开合相济、肺脾同治、标本兼顾。

8. 半夏白术天麻汤的配伍特点是什么?

答:半夏白术天麻汤为治风痰眩晕的常用方剂,由二陈汤加白术、天麻而成,该方的配伍特点:①燥湿化痰药与平肝熄风药相伍,风、痰并治。②燥湿化痰与理气健脾之品相配,标本同治。功能化痰熄风,健脾祛湿,主治风痰眩晕、头痛之证。

9. 半夏白术天麻汤为何以天麻、半夏为君药?

答:半夏白术天麻汤为化痰熄风之剂,是主治风痰眩晕、头痛的常用方。方中半夏燥湿化痰,降逆和胃,意在治痰;天麻平肝熄风,通络定眩,旨在治风;天麻、半夏相伍,善于祛痰熄风,诚如李杲《脾胃论》所云:"足太阴痰厥头痛,非半夏不能疗;眼黑头眩,风虚内作,非半夏不能除,"故为方中君药。

【方剂歌诀记忆小站】

1. 二陈汤 **

二陈汤用半夏陈,苓草梅姜一并存;理气祛痰兼燥湿,湿痰为患代表方。

谐音记忆:夏令姜炒橘梅

半(夏)　茯(苓)　生(姜)　甘(草)　(橘)红　乌(梅)

2. 温胆汤＊＊

温胆汤中苓夏草,枳实竹茹陈姜枣;虚烦不眠心易惊,痰热内扰此方疗。

简易记忆:"二陈"姜枣合枳竹

"二陈"(半夏、陈皮、甘草、茯苓)　生(姜)　大(枣)　(枳)实　(竹)茹

3. 清气化痰丸＊＊

清气化痰杏瓜蒌,茯苓枳芩胆星投;陈夏姜汁糊丸服,肺热痰稠此方优。

谐音记忆:陈皮杏仁伴黄瓜实难服

(陈皮杏仁)　(半)夏　(黄)芩　(瓜)蒌子　枳(实)　胆(南)星　(茯)苓

4. 半夏白术天麻汤＊＊

半夏白术天麻汤,苓草橘红枣生姜;眩晕头痛风痰盛,化痰息风是效方。

简易记忆:二陈姜枣天麻术

"二陈"(半夏、陈皮、甘草、茯苓)　生(姜)　大

（枣）（天麻）白（术）

5. 小陷胸汤 *

小陷胸汤连半蒌，宽胸开结涤痰优；痰热结胸痞满痛，舌苔黄腻脉滑浮。

6. 贝母瓜蒌散 *

贝母瓜蒌花粉研，陈皮桔梗茯苓添；呛咳咽干痰难咯，清肺润燥化痰涎。

7. 苓甘五味姜辛汤 *

苓甘五味姜辛汤，痰饮咳嗽常用方；舌苔白滑胸满喘，速化寒饮保安康。

8. 止嗽散 **

止嗽散桔草白前，紫菀荆陈百部研；镇咳化痰兼解表，姜汤调服不必煎。

【思考题】

1. 二陈汤为何以"二陈"为名？试述其治湿痰的机制。

答：二陈汤燥湿化痰治湿痰，方中半夏、橘红以陈久者为佳，故以"二陈"名之。方以半夏为君，取其燥湿化痰，降逆止呕之功；然痰阻则气滞，故以橘红理气燥湿，使气顺痰消；而痰之生在于脾，故以茯苓渗湿健脾，湿去脾旺，痰无由生；生姜降逆化饮，既可制半夏之毒，且能助橘红行气消痰；复以少许乌梅收敛肺气，与半夏、橘红相伍,散中兼收,使痰去而肺气不伤;使以甘草调和诸药,全方以燥湿化痰为法,故能使湿去痰消,而诸证悉除。

2. 贝母瓜蒌散、清燥救肺汤、百合固金汤、麦门冬汤均治燥咳,如何区别运用?

答:四方均可治肺燥咳嗽。但贝母瓜蒌散功在润肺清热,理气化痰,故宜于肺燥有痰者,以咯痰不爽,涩而难出,咽喉干燥为特征。清燥救肺汤功在清燥润肺,故宜于温燥伤肺之重证,其证除身热头痛,干咳无痰,气逆而喘外,并见咽喉干燥,心烦口渴,脉虚大等气阴两伤之症状。百合固金汤功在养阴润肺,化痰止咳,兼清热止血。故宜于肺肾阴虚,虚火上炎之证,以咳痰带血,咽喉燥痛,手足心热,骨蒸盗汗,舌红少苔,脉细数为特征。麦门冬汤证为肺胃阴虚,气火上逆,主治虚热肺痿、咳嗽气喘,咯痰不爽,或咳唾涎沫等。

3. 苓甘五味姜辛汤与小青龙汤有何异同?在治法、方药上有何联系?

答:苓甘五味姜辛汤与小青龙汤均有甘草、干姜、细辛、五味子。皆有温肺化饮之功,用治寒饮咳嗽。苓甘五味姜辛汤又用茯苓健脾渗湿,化饮利水。小青龙汤又配用麻黄、芍药、桂枝、五味子、半夏。功能解表散寒,温肺化饮,用于外寒里饮证。苓甘五味姜辛汤属小青龙汤之变法。因证无外寒,冲气已平,故不用麻黄、桂枝解表散寒;寒饮尚存,故仍用干姜、细辛温肺散寒化饮;因饮邪较重,故配茯苓健脾渗湿,以杜生痰之源。

4. 简述半夏在半夏白术天麻汤、半夏泻心汤、半夏厚朴汤中的作用及其主要配伍关系。

答:半夏白术天麻汤主治风痰上扰证,方中半夏燥湿化痰,降逆止呕,与天麻等药配伍同用,共奏燥湿化痰,平肝熄风之功。半夏泻心汤主治寒热互结之痞证,方中半夏散结除痞,降逆止呕,与干姜、黄芩、黄连等药配伍同用共奏寒热平调,散结除痞之功。半夏厚朴汤主治梅核气,方中半夏化痰散结,降逆和胃,与厚朴等药配伍同用,共奏行气散结,降逆化痰之功。

第十七章◎消食剂

【重点直达】

1. 熟悉消导剂的概念、适用范围、分类及使用注意。

（1）概念：凡以消食药物为主组成，具有消食健脾或化积导滞等作用，治疗食积停滞的方剂，统称为消食剂。立法原则："消者，去其壅也，脏腑、经络、肌肉之间，本无此物，而忽有之，必为消散，乃得其平"。（《医学心悟》）

（2）适应范围：

食积停滞 ┤饮食不节，暴饮暴食。
　　　　　└脾虚食积，饮食难消。

（3）分类：

1）消食化滞——食积内停证。

2）健脾消食——脾虚食积内停证。

（4）注意事项：

1）食积内停，气机受阻，治宜消食化滞为主，配以行气之品；脾虚食停之证，治当健脾消食，补消兼施。

2）食积尚有兼寒或化热之异，应酌配温里或清热之品。

3）本类方总属攻伐之品，不宜久服。对纯虚无实者也宜慎用。

2. 掌握保和丸、健脾丸。

（1）消食化滞剂表：

方　名	功效特点	主治应用
保和丸《丹溪心法》	消食和胃	食滞胃脘证。脘腹胀满，嗳腐恶食，苔厚腻，脉滑

（2）健脾消食剂表：

方　名	功效特点	主治应用
健脾丸《证治准绳》	健脾和胃，消食止泻	脾虚食积证。食少难消，便溏，脘腹痞闷，苔腻微黄，脉弱

3. 熟悉枳实导滞丸、枳实消痞丸。

方　名	功效特点	主治应用
枳实导滞丸《内外伤辨惑论》	消导化积,清热利湿,消下与清利并用,以消下为主,并兼顾正气	湿热食积证。脘腹胀痛,大便失常,苔黄腻,脉沉有力
枳实消痞丸《兰室秘藏》	消痞除满,健脾和胃,消补兼施,辛开苦降	脾虚气滞,寒热互结。心下痞满,食少倦怠,苔腻微黄

【释难解疑】

1. 保和丸为消食和胃之剂,方中为什么配伍连翘?

答:保和丸为治食积的通用方。由于食积内停,易于化热,郁热日久,则成食积挟热之变。连翘味苦微寒,既可散结以助消积,又可清解食积所生之热,故保和丸中配伍连翘,取其清热散结之用。

2. 枳实导滞丸用大黄攻逐通便,为何还可用于泄泻下痢?

答:枳实导滞丸为消下并用的消食导滞之剂,是治疗湿热食积证的常用方。由于食积不消,湿热积滞内壅,腑气不通,可见大便秘结;湿热积滞下迫,又可见大便泄泻,甚或下痢。治宜消积导滞,清热祛湿。枳实导滞丸以大黄攻积泻热,配伍行气利湿消食之品,以收荡涤实积之功。用于泄泻、下痢,乃属"通因通用"之法,积滞去而泻、痢自愈。

3. 健脾丸的配伍特点是什么?

答:健脾丸中以益气健脾药与消食行气药同用为配伍特点,属消补兼施之剂,补而不滞,消不伤正。方中含四君子汤及山药等益气健脾之品较多,故补重于消。

4. 健脾丸为何配伍苦寒之黄连?

答:健脾丸主治脾胃虚弱,食积化热之证,故配伍苦寒之黄连,以清热燥湿,又可清解食积已化之热。黄连性虽苦寒,但配伍在大队补益脾胃的药物之中,且经酒炒,故其苦寒之性也稍减缓。

【方剂歌诀记忆小站】

1. 保和丸＊＊

保和神曲与山楂,陈翘莱菔苓半夏;消食化滞和胃气,煎服亦可加麦芽。

2. 枳实导滞丸＊

枳实导滞曲连芩,大黄术泽与茯苓;食湿两滞生郁热,胸痞便秘此方寻。

3. 健脾丸**

健脾参术苓草陈,肉蔻香连合砂仁;楂肉山药曲麦炒,消补兼施不伤正。

【思考题】

1. 保和丸和健脾丸均能消食,临床如何选用?

答:保和丸和健脾丸均有消食和胃作用,可治食积之证。但保和丸以消导为主,主治一切食积;临床用于脘腹痞满胀痛、嗳腐吞酸、恶食呕逆、苔厚腻的食积内停之证。健脾丸攻补兼施,有健脾止泻而兼化湿热作用,主治脾胃虚弱、饮食内停;临床用于食少难消、脘腹痞闷、大便溏薄,苔腻微黄、脉象虚弱的虚实挟杂之证。

2. 健脾丸与参苓白术散均能止泻,临床如何选用?

答:健脾丸与参苓白术散均用了人参、白术、茯苓、甘草、山药、砂仁、陈皮,都有健脾益气和胃之功,皆可治疗腹泻。但参苓白术散还配有苡米、莲肉、扁豆、桔梗、大枣,故健脾渗湿作用较强,长于治脾虚挟湿之泄泻;而健脾丸则配有山楂、神曲、麦芽、木香、黄连、肉豆蔻,健脾作用逊于参苓白术散,且兼消食导滞与清热之效,长于治脾虚食滞之泄泻。

第十八章 ⊙ 驱虫剂

【重点直达】

掌握乌梅丸。

方 名	功效特点	主治应用
乌梅丸 《伤寒论》	温脏安蛔	脏寒蛔厥证。腹痛时作,烦闷呕吐,常自吐蛔,手足厥冷。又治久泻久痢,寒热错杂,气血虚弱之证

【释难解疑】

乌梅丸的配伍特点是什么?

答:乌梅丸的用药是针对蛔厥的病机,方中重用乌梅,取其酸能安蛔;蜀椒、细辛、附子、桂枝、干姜辛可伏蛔,温可温脏祛寒;黄连、黄柏苦能下蛔,寒能清热;配伍特点有三：一是酸、苦、辛三味并进，使"蛔得酸则静，得辛则伏，得苦则下"；二是寒热并用，以寒热并调，温脏安蛔；三是邪正兼顾，用当归、人参补养气血，与温里药配伍，养血通脉，补泻兼施。

【方剂歌诀记忆小站】

乌梅丸 **

乌梅丸用细辛桂，黄连黄柏及当归，人参椒姜加附子，清上温下又安蛔。

【思考题】

1. 乌梅丸主治蛔厥，为什么又能治久泻久痢？

答：久泻久痢多因脾胃虚寒，肠滑失禁，气血不足而湿热积滞未去所致。方中乌梅涩肠止泻；黄连、黄柏苦寒清热，燥湿止痢；附子、干姜、桂枝、川椒、细辛温肾暖脾而助运；人参、当归益气补血而扶助正气。全方集酸收涩肠、温中补虚、清热燥湿、益气补血、邪正兼顾于一方，故能用于治疗脾胃虚寒，肠滑失禁，气血不足而湿热积滞未去之寒热虚实错杂的久泻久痢。

2. 试述乌梅在乌梅丸、二陈汤中的配伍意义。

答：乌梅丸主治脏寒蛔厥证，病机是寒热错杂，蛔虫上扰，方中配伍乌梅的作用是取其味酸以安蛔，使蛔静则痛止，配伍蜀椒、细辛、黄连、黄柏等药，针对蛔虫得酸则静，得苦则降，得辛则伏的特点，共奏温脏安蛔之功;二陈汤主治湿痰证,病机是脾失健运,湿聚成痰,方中配伍乌梅的作用是收敛肺气,与橘红、半夏等药同用散中兼收,防其燥散伤正之虞,并共奏燥湿化痰、理气和中之功。

应考宝典

- 中医基础理论速记（第2版）
- 中医诊断学速记（第2版）
- 中药学速记（第2版）
- ▶ 方剂学速记（第2版）
- 针灸穴位速记（第2版）
- 正常人体解剖学速记（第2版）
- 生理学速记（第2版）
- 生物化学速记（第2版）
- 推拿学速记
- 伤寒论速记
- 内经速记
- 金匮要略速记
- 温病学速记

责任编辑·单宝枝

装帧设计·房惠平

上架建议：医学教辅

ISBN 978-7-5478-1461-1

9 787547 814611 >

定价：12.00元

易文网：www.ewen.cc